叶橘泉医集·方证三书

叶橘泉 经方临床之运用

（增补版）

叶橘泉 编著

全国百佳图书出版单位

中国中医药出版社

·北京·

图书在版编目（CIP）数据

叶橘泉经方临床之运用：增补版 / 叶橘泉编著 . —北京：
中国中医药出版社，2021.7
ISBN 978-7-5132-6529-4

Ⅰ.①叶… Ⅱ.①叶… Ⅲ.①经方—研究
Ⅳ.① R289.2

中国版本图书馆 CIP 数据核字（2020）第 223714 号

中国中医药出版社出版

北京经济技术开发区科创十三街 31 号院二区 8 号楼
邮政编码   100176
传真   010-64405721
保定市西城胶印有限公司印刷
各地新华书店经销

开本 710×1000   1/16   印张 13.5   字数 221 千字
2021 年 7 月第 1 版   2021 年 7 月第 1 次印刷
书号   ISBN 978 - 7 - 5132 - 6529 - 4

定价   54.00 元
网址   www.cptcm.com

服 务 热 线   010-64405720
购 书 热 线   010-89535836
维 权 打 假   010-64405753

微信服务号   zgzyycbs
微商城网址   https://kdt.im/LIdUGr
官 方 微 博   http://e.weibo.com/cptcm
天猫旗舰店网址   https://zgzyycbs.tmall.com

如有印装质量问题请与本社出版部联系（010-64405510）

《叶橘泉医集》丛书编委会

主　编　叶加南

副主编　马永华　陶沙燕　叶雨今

编　委　叶加南　马永华　陶沙燕　叶雨今
　　　　叶庭兰　叶建南　叶晓南

增补版说明

　　以"方证三书、药证三书、医话三书"为组成的《叶橘泉医集》出版之后，深受全国经方学习者、临床者的欢迎。广大读者反馈：希望能搜集更多的经方临床家叶橘泉先生的经方医话、经方医案，甚至有不少读者从浩如烟海的古旧书海里沙里淘金，找到一些难得一见的叶橘泉先生发表在存量极少期刊里的经方医话、医案。

　　今应读者要求，我们将新发掘的叶橘泉先生经方医话、医案精华，增补到《叶橘泉经方临床之运用》，推出本书的增补版。尤其推荐读者阅读篇幅格外精简的"下篇 经方治疗实例"。本篇乃叶橘泉先生对住院患者主用经方治疗的实录，作者明确宣告："因鉴于古来医案，往往选载其治愈，而自讳其不及，殊有失却真意之嫌。为力矫此弊起见，特将陶世昌之不治案，以及王润民之吐血、梁远芳之胃胀案等无法治愈而谢绝者尽先录出，以存其真，并求我道同志之教正。"

本书整理者　叶加南

2021 年 1 月 5 日

丛 书 前 言

叶橘泉先生是中国近现代中医药发展史上的重要人物之一，祖籍为浙江省吴兴县（现湖州市）。他年轻时随吴兴名医张克明学医，以后一边在家乡开业行医，一边参加上海恽铁樵中医函授学校的学习。1935 年，39 岁的叶橘泉先生受聘于苏州国医专科学校，任中医学讲师，同时在苏州挂牌行医。1949 年以后，叶橘泉先生历任江苏省中医院院长、江苏省中医研究所所长、南京中医学院副院长、南京药学院副院长等职。

叶橘泉先生在其一生的临床诊疗中善于使用经方，积累了很多成功的经验。例如从他发表的 165 例医案中可以分析出，共使用方次 220 次，其中使用经方原方 75 次，经方与其他方合方 55 次（经方与经方合方 43 次，经方与后世方合方 12 次），经方加味方 51 次，后世方 39 次。由此可见，叶橘泉先生在诊疗中既侧重经方原方，又不乏使用经方与经方及其他方合方，同时也不薄时方。

叶橘泉先生还是采用现代数理统计方法来研究经方疗效的第一人。他认为，中医学是实用之学术，绝不是纸上谈兵式的研究所能成功的。证候之鉴别、病型之断定、药物之疗效等，均在于临床之探讨，用实验统计之方法归纳其特点，才可以说是科学方式的研究。1935 年他率先提出"整理中国医药必须开设有病房的医院，进行临床研究"，主张建立设备完善的医院，根据临床观察和病历记载，统计治疗成绩，并将成果公开发表，教授给青年医师。这种学术观点推动了当时中医的发展。

1939年，当时堪称国内领先的拥有病房的正规中医院——苏州国医医院成立后，时任该院医务主任的叶橘泉先生带领多名学有专长的医师进行了中医药疗效的统计工作，即采用表格形式进行分析统计。他将自己使用中医"经方"后的132个病例进行了11个角度的统计研究（在医治结果之总统计表里，有效率达到93%，其中痊愈者62%，有一定疗效者31%），实现了以统计来核定经方疗效的目的。

1988年，年逾九旬的叶橘泉先生在"坚持中医特色，把握辨证施治"一文中仍继续强调"方证学"是中医学的灵魂和根。他认为，具有上千年历史的仲景经方已被众多医家证实其具有科学性及临床的可操作性和规范性，因此，让中医更科学而不虚玄的首要任务就是在"方证"上的"规范化"。

叶橘泉先生亦十分关注从辨证应用角度对本草学的研究。他不但写有大量关于中药的研究论文，主张统一中药名称，并不断对各种中药进行考证。他提倡改良制剂以提高有限的中药资源的利用率。他率领研究小组进行了"精简处方组合""定型方剂及小剂量研究"等临床实验，很早就建议人工种植一些重要的药用植物。1960年，他研究开发出能够替代名贵中药的202种冷门草药应用于临床，为中药的可持续发展做了很多工作。

"人不能与草木同腐""要用小跑步走完人生"，这是叶橘泉先生终生"身体力行之"的信条。叶先生一生行医不息，著书不止。在给后人留下的卷帙浩繁的著作后面，跃动着的是老先生对中医药事业矢志不渝的至爱情怀。

我们整理出版《叶橘泉医集》丛书，为的是将叶橘泉先生的临床经验和学术体系完善地保存和继承下来，这对于振兴祖国中医药事业，推广普及中医药知识具有现实而深远的意义。该丛书不仅对中医药专业人员有重要的参考价值，而且对西医师以及爱好中医药的人士也有很大的参考价值。

　　《叶橘泉医集》丛书在策划、整理、编辑、出版的过程中，得到了中国中医药出版社的大力支持和悉心指导。丛书编委会全体人员尽心竭力，精工细琢。这一切使本丛书得以如期出版。在此，一并谨致诚挚的谢意。

叶加南

2013 年 8 月

编辑的话

叶橘泉先生——"方证药证"学说临床家

　　叶橘泉先生（1896—1989），中国科学院学部委员（现称院士）、一级教授。"方证药证"学说倡导者、实践者，杰出的中医经方临床家、教育家、中药学家。

　　叶橘泉先生早在 20 世纪 20 年代就首次提出了"方证学"的概念，此后他不断地向中医界呼吁"应该重视中医方证学的研究"。从他的经方临床研究成果中可以看出，他不但具备临床经方家的一般特性，而且有他自己独到的学术思想和风格。他认为："中医的主要特色是辨证论治，以及辨症求'证'，论治施'方'，方证相对，疗效卓著。"他提出的"方证学"，是现代经方研究史上的一次重大突破。

　　在中华中医药学会主办的"全国经方论坛"上，诸多与会专家们认为：叶橘泉先生作为"方证药证派"的代表，与"脏腑经络派"的代表刘渡舟先生、"谨守病机派"的代表胡希恕先生，构成中国现代伤寒学术史上的三座高峰。

　　叶橘泉先生一生著作颇丰，至 93 岁辞世时，先后编著出版 44 册著作，并发表了 500 多篇文章。最近，中国中医药出版社经过全面整理，归纳出叶先生的学术著作主要包括"医话三书""方证三书""药证三书"：其中"医话三书"包括《叶橘泉方证药证医话》《叶橘泉临证直觉诊断学》《叶橘泉点滴经验回忆录》;"方证三书"包括《叶橘泉近世国药处方集》《叶橘泉经方临床之运用》《叶橘泉临证实用方剂》;"药证三书"包括《叶橘泉现代实用中药》《叶橘泉实用经效民间单方》《叶橘泉食物中药与便方》。

随着时间的推移,叶橘泉先生关于"方证学"的理论和实践已为越来越多的人所认同。只要大家能熟练掌握这种"方证学",中医必将出现新的鼎盛时期,当今全世界悄然兴起的中医热就是证明。叶先生在大半个世纪为中医发展而奔走呼号、身体力行、充满艰辛的一页将永远留存在我国中医学的史册中。

今天我们整理出版《叶橘泉医集》,为的是将其宝贵经验和学术体系完整地保存下来,同时也为了让后继者永远怀念他。他的学术生命将在一代又一代后学者的血液中延续。

刘观涛

2013 年 12 月

自　序

　　我国的医务工作者，为了响应政府号召，团结中西医，面向工农兵，提高爱国主义思想，必须研究推广祖国人民在劳动实践中创造的中医中药学，开发自己的丰富资源。中医要科学化，首先要学习科学的诊断；西医要中国化，是要在医疗上利用祖国器材，中药是国产的，也就应充分利用。张仲景的《伤寒论》和《金匮要略》（后文简称为《伤寒》《金匮》）两书中的方剂，集古代经验方剂之大成，已为世人所公认，后世许多方剂都由这些"古方"演变而来，所以我们也称其为"经方"。

　　这些古方的组成，颇有准绳法度可循，方中药物的配合，甚合现代处方的意义。例如四逆汤之附子合干姜伍以甘草，大承气汤之大黄配芒硝伍以枳朴。附子合干姜，大黄合芒硝，都能加强其药效，而甘草之与姜附，枳朴之与硝黄，则更具深层的意义。药物的作用，常因配伍的关系而有加强（协同）作用和抑制（拮抗）作用。不但如此，一药因用量的多少不同，亦往往可呈相反的作用。众所周知，中药附子的成分是乌头碱，乌头碱为镇痛药，对神经机能有麻痹作用。中医习用修治后的生药，阿克尼丁含量极少，恰恰用作振奋药。在桂枝加附子汤中附子用量为1.5g，治汗漏恶风，用以加强桂枝振兴机能。可是另一个桂枝附子汤中附子的用量是4.5g，用得特别重，以治风湿烦疼，正是采用了附子的镇痛作用。仲景方里这样的例子很多，我们可以看出古代医家在实践中积累了许多宝贵的经验。总之，这些古方是值得我们钻研学习的。

　　本书只是做了一种搜集整理的初步工作，仅提供了古方研究的方法和一部分临床应用的实例，编者自惭谫陋，对古方研究虽会努力发掘，可是所知有限，恐多错漏之处，仍盼读者严切指正。

叶橘泉写于苏州西美巷

1952 年 11 月

凡　例

一、本书搜集张仲景《伤寒论》和《金匮要略》二书中的重要方剂计一百三十余则，每方分列方名、组成、调剂及用法、方意解说、适应标的、运用范围、诸家治验等项目。因仲景方是中医方剂的鼻祖，我们学习中医方剂，应从仲景方开始。至于汉以后的名方，容待日后再行续编。

二、本书是为补充《临证实用方剂》（以下简称《实用方剂》）而写的，《实用方剂》的主治是综合的，活用时须加选择。本书依据仲景原文以及诸家活用该方的治疗经验，体例上分门别列。二书参照便于比照学习，灵活运用。

三、我们对古方剂的运用，首先要根据《伤寒论》《金匮要略》的主治条文，这是该方的"适应标的"。由于原书条文文字古奥，含义深远，往往片句只字之间，包含广泛，如能依据这个标的出发，尤可扩展应用。日本汉医的革新派笃信古方，这方面的经验比较丰富，我们有参考学习的必要，故本书诸家治验项下，采取日本汉医记载较多，间或附载编者治验实例，以供参证。

四、古代医方主治以证候为主，为了结合现代医学的诊断，故"运用范围"一项里尽量采用现代病名，俾西医同志及进修后之中医同志便于应用。

五、古方用量如照《伤寒论》和《金匮要略》原书而折合成现代的分量，很难恰当，所以前编《实用方剂》中的用量依照了日本汉方医学会编的《经验处方学》所订之公分（克）制，虽然他们说是集合了多人几经商榷而订，但我感觉到也未必完全适合我国应用。现在本书仍照目前习用的分量，与临证使用方剂稍有出入。好在中药的有效量和中毒量相差得较远，如果对证的话，分量轻些也能奏效，即稍重一些也很少流弊。试看中医处方一般习惯，大人小儿用量并无多大距离，即可证明，读者幸勿拘泥。

　　　　　　　　　　　　　　　　　　　　　　　　　叶橘泉

　　　　　　　　　　　　　　　　　　　　　　　1952 年 10 月 1 日

目　录

上篇
经方运用解说

一、桂枝汤类

桂枝汤（《伤寒论》）

【**组成**】桂枝、芍药、生姜、大枣各 6g，甘草 3g。

【**调剂及用法**】上五味，以水 500mL，煎至 200mL，去渣，分三回温服。服后即饮热粥一杯，以助药力，温覆一时许，遍身絷絷微似汗为佳。

《伤寒论》以"桂枝汤"始，《金匮要略》以"桂枝加桂汤"始，盖"桂枝汤"为众方之嚆矢。本方以桂枝为主药，桂枝、生姜均为兴奋药、健胃药，能使血行旺盛，诸脏器机能亢进，产生温暖感，去恶风、恶寒症状。芍药、甘草与大枣缓和疼痛，姜、枣又兼矫味药，并有调和营卫、滋养强壮的意味。本方为有衰弱倾向，肌表疏松、易招感冒之人的主方。

【**适应标的**】《伤寒论》云：太阳中风，脉阳浮阴弱，恶风、恶寒、发热、鼻鸣、干呕者。

又云：太阳病，头痛发热，汗出恶风者。

又云：太阳病，下之后，其气上冲者，可与桂枝汤；若不上冲者，不可与之。

又云：太阳病，外证未解，脉浮弱者，当以汗解，宜桂枝汤。

又云：太阳病，外证未解，不可下也，下之为逆。解外宜桂枝汤。

又云：太阳病，先发汗不解，而复下之，脉浮者，不愈。浮为在外，而反下之，故令不愈。今脉浮，故在外，当须解外则愈，宜桂枝汤。

又云：病人脏无他病，时发热，自汗出，不愈者，先其时发汗则愈，宜桂枝汤。

又云：伤寒，不大便，六七日，头痛有热，小便反赤者，与承气汤。其小便清者，知不在里，仍在表也，当须发汗，若头痛者必衄，宜桂枝汤。

又云：伤寒，医下之，续得下利清谷不止，身疼痛者，急当救里；后身疼痛者，急当救表。救里宜四逆汤；救表宜桂枝汤。

又云：伤寒大下后，复发汗，心下痞，恶寒者，表未解也，不可攻痞，当先解表，表解乃可攻痞。解表宜桂枝汤；攻痞宜大黄黄连泻心汤。

又云：阳明病，脉迟，汗出多，微恶寒者，表未解也，可发汗，宜桂枝汤。

又云：病人烦热，汗出则解，又如疟状，日晡所发热者，属阳明也。脉实者，宜下之；脉浮虚者，宜发汗。下之与大承气汤；发汗宜桂枝汤。

又云：太阳病，脉浮者，可发汗，宜桂枝汤。

又云：下利，腹胀满，身体疼痛者，先温其里，乃攻其表。温里宜四逆汤；攻表宜桂枝汤。

又云：吐利止，而身疼痛不休者，当消息和解其外，宜桂枝汤小和之；下利后，身疼痛，清便自调者，急当救表，宜桂枝汤以发汗。

《金匮要略》云：产后风，续之数十日不解，头微痛，恶寒，时时有热，心下闷，干呕，汗出虽久，阳旦证续在耳，可与阳旦汤（阳旦汤即桂枝汤方）。

按：桂枝汤之运用，不论病的时期早晚，或证之在表、在里，只以头痛发热，恶风恶寒，脉浮弱，自汗出，或身疼痛为目标也。

【运用范围】感冒、伤寒、神经痛、虚弱体质、产后病、结核、腺病质、下痢、胃肠病、风湿病、神经衰弱、偏头痛、寒冷之腹痛、阳痿、遗精等有上述症状者。

【诸家治验】痢疾初起，脉浮而有表证者。（方舆輗）

下利数年，不能进食，形体羸瘦，肌肤甲错，不能起卧者。（《生生堂》）

上冲头痛，发热、汗出、恶风者。（《方极》）

恶寒、鼻鸣、干呕者，外邪之候也，本方主之；脉浮弱或浮数，而恶寒者，证虽不具，亦用此方。又汗吐下后，仍发热，汗出而身疼痛者，此方犹可用；若脉浮紧而疼痛者，非本方所治也。（《方机》）

桂枝麻黄各半汤（《伤寒论》）

【组成】桂枝 4g，芍药、生姜、甘草、麻黄、大枣、杏仁各 2.5g。

【调剂及用法】上七味，以水 500mL，煎至 200mL，去渣，一日分三回温服。

【方意解说】本方以桂枝汤之半量及麻黄汤之半量组成。桂枝汤治表虚、脉弱自汗；麻黄汤治表实、脉紧、无汗。此用以治两方证相杂，症见往来寒热似疟非疟，或无汗，或汗出，身体疼痛，或咳嗽等。

【适应标的】《伤寒论》云：太阳病，得之八九日，如疟状，发热、恶寒，热多寒少，其人不呕，清便欲自可，一日二三度发，脉微缓者，为欲愈也。脉微而恶寒者，此阴阳俱虚，不可更发汗、更下、更吐也；面色反有热色者，未欲解也，以其不能得小汗出，身必痒，宜桂枝麻黄各半汤。

按： 本方以往来寒热，热多寒少，一日二三度发，脉浮弱或浮紧，汗或有或无，头痛、身疼或喘咳者为目标。

【运用范围】感冒、疟疾、急性支气管炎、风湿病、荨麻疹、麻疹、痘疮。

【诸家治验】疟疾热多寒少，肢体惰痛，五七发后用本方。（《类聚方》）

痘疮热气如灼，表郁难以见点，稠密风疹交出，或痘不起胀，喘咳咽痛者。（《勿误药室方函口诀》）

本方可活用于外邪之坏症或类疟；并宜于其他风疹见痒痛者。（《勿误药室方函口诀》）

风邪后，腰痛不止，医作疝治，其痛益剧，服此方发汗，脱然而愈。（《勿误药室方函口诀》）

荨麻疹而有本方证之目标时，选用本方有卓效。（大冢敬节）

桂枝二麻黄一汤（《伤寒论》）

【组成】桂枝5g，芍药、生姜、大枣各4g，麻黄、杏仁各2g，甘草3g。

【调剂及用法】上七味，以水500mL，煎至200mL，去渣，一日分三回温服。

【方意解说】本方为桂枝汤之三分之二合麻黄汤之三分之一，治桂枝汤证多而麻黄汤证少者。

【适应标的】《伤寒论》云：服桂枝汤大汗出，脉洪大者，与桂枝汤如前法；若形似疟，一日再发者，宜桂枝二麻黄一汤。

按： 本方主治与桂麻各半汤证同，唯因大汗出后而致寒热往来，一日再发者，是桂枝证较重于麻黄证也。

【运用范围】同前。

【诸家治验】荨麻疹夜间瘙痒，不得眠，食欲及大便正常，舌润无苔，胃内停水著明者。（鲇川静）

桂枝二越婢一汤（《伤寒论》）

【组成】桂枝、生姜、麻黄、芍药各 3g，大枣 4g，石膏 20g，甘草 2g。

【调剂及用法】上七味，以水 500mL，煎至 200mL，去渣，一日分三回温服。

【方意解说】以桂枝汤二分合越婢汤一分，治桂枝汤证多而越婢汤证少。

【适应标的】《伤寒论》云：太阳病发热恶寒，热多寒少，脉微弱者，不可大发汗，宜桂枝二越婢一汤。

按：此条似有阙文，总之本方似与桂麻各半汤及桂二麻一汤等方同为表虚，经日不解而邪郁者，以其证轻重不均，故有此三方之设，故本方证亦应有寒热往来似疟状也。

【运用范围】感冒、风湿病、疟疾、急性肾炎、支气管肺炎等。

【诸家治验】风湿痛，风之初起，寒热间作，肢体疼重，或挛痛，或走注肿痛者。（《类聚方广义》）

治太阳阳明合病，热多寒少而无汗者。（柯韵伯）

桂枝加芍药汤（《伤寒论》）
桂枝加大黄汤（《伤寒论》）

【组成】桂枝加芍药汤组成为桂枝、生姜、大枣各 6g，芍药 9g，甘草 3g。桂枝加大黄汤即上方再加大黄 3g。

【调剂及用法】上以水 500mL，煎至 200mL，去渣，一日分三回温服。

【方意解说】桂枝加芍药汤即桂枝汤中加重芍药之量，以芍药主治挛急，用于桂枝汤证而腹拘急较重者。本方有小建中汤之意味，而不用饴糖，以本方证之腹时痛者，较小建中汤之虚弱程度尚差一层，此盖因表证误下而起，不若建中之因素体虚弱也。若误下后表邪内陷，而腹痛拒按，是实痛者，桂枝加大黄汤主之。

【适应标的】《伤寒论》云：本太阳病，医反下之，因而腹满时痛者，属太阴也，桂枝加芍药汤主之；大实痛者，桂枝加大黄汤主之。

按：桂枝汤证经误下，而引起腹挛痛，脉浮弱或虚弱，桂枝汤证仍在，而多一腹部拘挛时痛，为本方之目标；若误下后，腹痛按之不止，脉沉实有力者，是表邪内陷，宜桂枝加大黄汤。

【运用范围】

（1）加芍药者

痢疾腹痛、胃肠型流感、腹疝痛、肠结核之轻症。

（2）加大黄者

结肠炎、痢疾、大肠炎之轻症，急性热病过程中，有本方证者甚多。

【诸家治验】

（1）加芍药者

心烦脉浮数，无硬满状者，腹满寒疝脉浮，或恶寒，或腹时痛者，本方主之。（《方机》）

宿有癥瘕癫癖，因痢疾引起，固有之毒作腹痛，此方为主。（方舆輗）

宿食腹痛，吐泻已后，腹痛尚不止者。（方舆輗）

东洞、南涯二氏及其流裔，以此二方（桂枝加芍药及加大黄汤）加附子或术、附，治梅毒、风湿、脚气等病。（《麻疹一哈》）

妇人发热二三日，疹子已出，卒而复隐；诊之腹满、拘挛甚，脐边有结块，自言经信下利，以本方又以海浮石丸（浮石、硝石、大黄、石脂）并进；其夜发热甚，疹子从汗而出，经信利，诸症自安。（《麻疹一哈》）

桂枝汤证而腹筋拘急，腹痛满之感觉者。（《汉方诊疗之实际》）

（2）加大黄者

痢疾初起，有表证，腹痛而里急后重不甚者用之，此表证比葛根汤证为轻。（方舆輗）

痢疾初起，用（桂枝汤）而腹痛稍剧者。（方舆輗）

用于痢病中之调理，其痛剧时，先用以和痛也。（方舆輗）

病痢，其人于左横骨上约径二寸之际，痛极不堪，始终以手按住者，用本方痛止而痢亦治，是痢毒也。（方舆輗）

患者年二十五。发热如燃而无汗，经四五日，疹子不出，腹满拘挛，二便不利，时或腰痛，因作桂枝加芍药大黄汤，微利二三行，拘痛渐安。翌日与紫圆（巴豆、杏仁、代赭石、赤石脂），水下五六行，其夜熟眠，发汗如洗，疹子从汗出，疹收后全复原。（《麻疹一哈》）

桂枝加芍药汤证而兼便秘者，又结肠炎左腹部有索状硬结触痛者，腹痛而里急后重者。（《汉方诊疗之实际》）

桂枝加桂汤（《伤寒论》）

【组成】桂枝 9g，芍药、生姜、大枣各 6g，甘草 3g。

【调剂及用法】上五味，以水 500mL，煎至 200mL，去渣，一日分三回温服。

【方意解说】桂枝汤中加重桂枝之量。以桂枝主治上冲，用于桂枝汤证之上冲剧甚者，所谓上冲乃腹部自觉症状之一种，觉有气从小腹上冲心胸之状，古称奔豚者是。

【适应标的】《伤寒论》云：烧针令其汗，针处被寒，核起而赤者，必发奔豚，气从少腹上冲心者，灸其核上各一壮，与桂枝加桂汤。

按： 此治桂枝汤证而上冲剧者。

【运用范围】神经衰弱、歇斯底里性冲逆、感冒、妇人更年期之逆上感（旧称肝阳）。

【诸家治验】奔豚主剂虽极多，特桂枝加桂汤为最可也；又灸后有发大热不止，是火邪也，今谓之炷热，又称灼热，殆亦灸疗法后之副作用也，此方主之。（雉间焕）

生平头疼，有时发热，苦之一二日或四五日，其甚者，昏迷、吐逆、绝饮食、恶药气者，每发，服此则速起；或每天阴雨，欲头痛者，亦当服之，能免其患。（雉间焕）

桂枝加附子汤（《伤寒论》）

【组成】桂枝、芍药、生姜、大枣各 6g，甘草 3g，附子 1.5g。

【调剂及用法】上六味，以水 500mL，煎至 200mL，去渣，一日分三回温服。

【方意解说】桂枝汤方中加附子。以桂枝汤之畅血运，附子之振奋代谢机能，以恢复细胞之沉衰。用于桂枝汤证汗漏太多，恶风寒甚而四肢挛痛、拘急者。

【适应标的】《伤寒论》云：太阳病发汗，遂漏不止，其人恶风，小便难，四肢微急，难以屈伸者，桂枝加附子汤主之。

按：此治桂枝汤证而恶寒甚者或肢节微痛者。

【运用范围】贫血体质、老人衰弱、产妇等汗出过多而有失水倾向者；神经痛、风湿病、足腓肠肌痉挛等。

【诸家治验】士人得太阳病，因发汗，汗出不止，恶风，小便涩，足挛曲而不伸，用桂枝加附子汤，三啜而汗止，佐以芍药甘草汤，足便得伸。（许叔微）

按：此即汗漏过多而呈失水倾向者，故小便必少，而腓肠肌挛缩也。

桂枝去芍药加皂荚汤（《金匮要略》引《千金方》）

【组成】桂枝、生姜、大枣各 6g，甘草 3g，皂荚 1g。

【调剂及用法】上五味，以水 300mL，煎至 100mL，去渣，一日分三回温服。

【方意解说】桂枝去芍药汤主治脉促胸满，今加皂荚之强力祛痰剂，用于肺坏疽、肺脓肿及湿性支气管炎等，主在滋养、强壮、健胃之中，寓催吐、排脓、祛痰之意。皂荚之主成分为皂荚碱，又称石碱素，为一种显著之催吐性祛痰药也。

【适应标的】《金匮要略·肺痿肺痈咳嗽上气病脉证治》:《千金方》桂枝去芍药加皂荚汤，治肺痿，吐涎沫。

《方极》云：治桂枝去芍药汤证，而吐浊唾涎沫者。

《方机》云：胸中热而吐涎沫，或咳者，本方主之，兼用南吕丸；若咳而腹中拘挛，或咳逆倚息者，非此汤所治也。

【运用范围】感冒、急慢性支气管炎、支气管扩张、肺坏疽、肺脓肿、急性咽喉炎。

【诸家治验】小儿平生垂涎者，甚者为鼻渊，为风涎潮，而口鼻间及腮赤者皆主之。（雉间焕《类聚方集览》）

桂枝加葛根汤（《伤寒论》）

【组成】桂枝、生姜、芍药、大枣、葛根各 6g，甘草 3g。

【调剂及用法】上六味，以水 500mL，煎至 200mL，去渣，一日分三回温服，取微似汗，不须啜热粥。

【方意解说】加葛根，桂枝汤以葛根主治项背强急，故治桂枝汤证而兼项背强者。

【适应标的】《伤寒论》云：太阳病，项背强几几，反汗出恶风者，桂枝加葛根汤主之。

按：平素肩凝者，感冒而头痛、项背肩胛拘急挛痛者用之。

【运用范围】感冒、肩凝、风湿病、项背部神经痛、痢疾初起、麻疹、猩红热。

桂枝加龙骨牡蛎汤（《金匮要略》）

【组成】桂枝、芍药、大枣、生姜各 6g，龙骨、牡蛎各 10g，甘草 3g。

【调剂及用法】上七味，以水 500mL，煎至 200mL，去渣，一日分三回温服。

【方意解说】桂枝汤加龙骨、牡蛎二味。主治心悸亢进，有镇静神经兴奋之功效，故用于神经衰弱之失精、梦遗等。

【适应标的】《金匮要略》云：夫失精家，少腹弦急，阴头寒，目眩，发落，脉极虚、芤迟，为清谷、亡血、失精；脉得诸芤动微紧，男子失精，女子梦交，桂枝加龙骨牡蛎汤主之。

按：凡心悸，少腹急（直腹筋拘挛），阴部寒，腹部动悸，发脱落，性的过劳，梦遗、失精等，为本方之标的。

【运用范围】神经衰弱、遗精、夜尿、歇斯底里、老人尿频或尿闭、夜惊症、舞蹈病。

【诸家治验】禀性薄弱之人，色欲过度，则精血减耗，身体羸瘦，面无血色，身常有微热，四肢倦怠，唇口干燥，小腹弦急，胸腹动甚，其穷不死何待。常服此方，严慎闺房，保养调摄，则可以肉骨而回生。（《类聚方广义》）

一妇人心气郁结，胸腹动甚，寒热交作，经行常愆期，多梦警惕，鬼交漏精，身体渐就羸瘦，其状却似痨瘵；孀妇、室女情欲妄动而不遂者，多有此症，宜此方。（《类聚方广义》）

一青年十八岁，患遗尿数年，百治罔效。余诊之，下元虚寒，小便清冷，且脐下有动，易惊，两足微冷，乃投以本方，兼服八味丸（即金匮肾气丸），数日而渐减，服经半年而痊愈。（《橘窗书影》）

本方虽为治失精之方，一老医用此方治愈老宫女之屡小遗者；又和田东郭用此方治愈高规老臣之溺闭，服诸药不效者。余用此方治遗尿，屡屡得效。古方之妙，在乎运用，当精思之。（《橘窗书影》）

治神经衰弱、足冷、耳鸣、遗精、抑郁等。（大塚敬节）

桂枝加黄芪汤（《金匮要略》）

【组成】桂枝、芍药、生姜、大枣、黄芪各 6g，甘草 30g。

【调剂及用法】上六味，以水 500mL，煎至 200mL，去渣，一日分三回温服，药后饮热粥汤，以助药力，温覆取微汗。

【方意解说】桂枝汤加黄芪，黄芪为缓和性滋养强壮药，有生肌长肉之功。共性专走肌表，主逐皮间之水气，并能固表、止虚汗，协助桂枝汤以治表虚汗多、衰弱性感冒、湿性皮肤病等。

【适应标的】《金匮要略》云：黄汗之病，两胫自冷，假令发热，此属历节；食已汗出，又身常暮盗汗出者，此痨气也；若汗出已，反发热者，久久其身必甲错；发热不止者，必生恶疮；若身重，汗出已辄轻者，久久必身𝗮，𝗮即胸中痛；又从腰以上必汗出，下无汗，腰髋弛痛，如有物在皮中状。剧者不能食，身疼重，烦躁，小便不利，此为黄汗，桂枝加黄芪汤主之。

又云：诸病黄家，但利其小便；假令脉浮，当以汗解之，宜桂枝加黄芪汤。

【运用范围】萎黄病之浮肿、湿性皮肤病、虚弱小儿之感冒、多汗症、慢性溃疡。

【诸家治验】本方治桂枝汤证而黄汗，若自汗、盗汗者。（《方极》）

黄汗，四肢弛痛，或身疼重、烦躁、小便不利，或盗汗出、发热恶风而发黄色

者，本方主之。(《方机》)

本方能治盗汗，倍芍药、加当归，名黄芪建中汤，为痘疮及诸疮疡之内托剂。若加反鼻霜（蝮蛇之黑烧），其效尤捷。(《方函口诀》)

橘泉曾治一少女萎黄病，全身黄胖、浮肿，时盗汗出，畏风恶寒，小便不利，时头痛，屡经注射雌激素无效，余以桂枝加黄芪汤合四物汤（即黄芪建中加地黄、川芎），连服二十余日而愈。

瓜蒌桂枝汤 (《金匮要略》)

【组成】瓜蒌根（即天花粉）4g，桂枝、芍药、生姜、大枣各 6g，甘草 3g。

按：此方当有葛根，因其证有身体强几几然之故。

【调剂及用法】上六味，以水 500mL，煎至 200mL，去渣，一日分三回温服。

【方意解说】桂枝汤方加瓜蒌根（及葛根）。用治桂枝汤证而兼身项强几几然并口渴者，以葛根治项强几几，瓜蒌治口渴也。

【适应标的】《金匮要略》云：太阳病，其证备，身体强几几然，脉反沉迟，此为痉，瓜蒌桂枝汤主之。

按：本方以头疼、发热、恶风、汗出、项背强几几然（肩凝）而口渴者为目标。

【运用范围】感冒、肩凝、风湿病。

桂枝加厚朴杏子汤 (《伤寒论》)

【组成】桂枝、芍药、生姜、大枣、杏仁各 6g，甘草 3g，厚朴 2g。

【调剂及用法】上七味，以水 500mL，煎至 200mL，去渣，一日分三回温服。

【方意解说】桂枝汤方中加厚朴、杏仁，以厚朴主治胸腹满，杏仁主平喘、镇咳，用于感冒性的桂枝汤证兼胸满、喘咳者，或宿有喘咳之人感冒，而有桂枝汤证者。

【适应标的】《伤寒论》云：太阳病下之微喘者，表未解故也，桂枝加厚朴杏子汤主之。

又云：喘家作桂枝汤，加厚朴、杏子佳。

【运用范围】感冒、支气管炎、喘息。

【诸家治验】戊申正月，有一武臣为寇所执，置舟中舱板下，数日得脱，乘饥恣食，良久，解衣扪虱，次日遂作伤寒，自汗而膈不利。医作伤食而下之，一医作解衣中寒而汗之。杂治数日，渐觉昏困，上喘息高，医者怆惶失措。予诊之曰：太阳病下之，表未解，微喘者，桂枝加厚朴杏子汤主之，指令医者急治药，一啜喘定，再啜漐漐微汗，至晚身凉而脉已和矣。医曰：某平生未曾用仲景方，不知其神捷如此。予曰：仲景之法，岂诳后人也哉，人自寡学，无以发明耳。（许叔微）

桂枝去芍药汤（《伤寒论》）
桂枝去芍药加附子汤（《伤寒论》）

【组成】桂枝、生姜、大枣各 6g，甘草 3g。桂枝去芍药加附子汤即上方加附子 1.8g。

【调剂及用法】桂枝去芍药汤为四味，以水 300mL，煎至 100mL，去渣，一日分三回温服。

后方加附子为五味，煎服法同前。

【方意解说】桂枝汤中去芍药，以芍药主治拘挛，为桂枝汤证之无拘挛而兼胸满者，故除去芍药；若此证而兼微恶寒者，另加附子。附子能振兴细胞机能，促进体温之升高，主治恶寒、四肢拘急、身疼痛、肢冷等。

【适应标的】《伤寒论》云：太阳病，下之后，脉促胸闷者，桂枝去芍药汤主之；若微恶寒者，桂枝去芍药加附子汤主之。

【运用范围】感冒、神经衰弱、心脏病之轻症、伤寒（肠热症）初起、肺结核、产后、贫血衰弱者。

【诸家治验】龙野一雄氏云：肺结核，喘息胸满、咯血，有本方（去芍）证者，援用此方（桂枝去芍药），有良效。（《汉方与汉药》）

桂枝附子汤（《伤寒论》）

【组成】桂枝 8g，生姜、大枣各 6g，甘草 3g，附子 4.5g。

【调剂及用法】上五味，以水 400mL，煎至 100mL，去渣，一日分三回温服。

【方意解说】本方与桂枝去芍药加附子汤一方所不同者，桂枝略重而附子更重至三倍。前方主治微恶寒，本方则治身体疼烦不能转侧，桂枝协附子以镇痛，用于风湿痹痛一类也。

【适应标的】《伤寒论》云：伤寒八九日，风湿相搏，身体疼烦，不能自转侧，不呕不渴，脉浮虚而涩者，桂枝附子汤主之。

按：本方以桂枝去芍药加附子汤证而恶寒甚，身体痛者为标的。

【运用范围】风湿病引起的风湿痛、高血压、脑溢血，肢冷、恶寒甚者，产妇失血过多而厥冷者。

【诸家治验】清川玄道家有中风奇药方，为桂枝附子汤，或乌头桂枝汤加大黄、棕榈叶，初发不论虚实，皆可用，有奇效。(《兰轩医谈》)

桂附去桂加术汤（《伤寒论》）

【组成】附子、生姜各 5.4g，大枣、白术各 6g，甘草 3g。

按：本方又名去桂加术附汤，《金匮要略》名白术附子汤，《千金翼方》名术附子汤，《外台秘要》（即《外台》）名附子白术汤。

【调剂及用法】上五味，以水 400mL，煎至 100mL，去渣，一日分三回温服。

【方意解说】桂枝附子汤去桂枝。桂枝主治上冲证，因无上冲证故去之，加白术主逐水调中。用于前方证而大便硬、小便不利，不上冲者；并主风湿、痛风、浮肿。

【适应标的】《伤寒论》云：伤寒八九日，风湿相搏，身体疼烦，不能自转侧，不呕不渴，脉浮虚而涩者，桂枝附子汤主之；若其人大便硬、小便不利者，去桂加白术汤主之。

【运用范围】风湿病、慢性肾炎、心脏病等浮肿症。

桂枝加芍药生姜人参新加汤（《伤寒论》）

【组成】桂枝、人参、大枣、芍药、生姜各 9g，甘草 3g。

【调剂及用法】上六味，以水 500mL，煎至 200mL，去渣，一日分三回温服。

【方意解说】桂枝汤方中加重芍药、生姜之量，再加人参，以芍药主治拘挛，生姜、人参健胃，主治心下痞硬及冷呕，用于桂枝汤证而衰弱较甚者，心下痞硬或拘挛及呕者。

【适应标的】《伤寒论》云：发汗后，身疼痛，脉沉迟者，桂枝加芍药生姜各一两、人参三两新加汤主之。

按：本方以桂枝汤证汗出后，身疼痛，脉沉迟，或四肢拘挛、心下痞硬，或呕为标的。

【运用范围】虚弱者之感冒、胃弛缓、胃痉挛。

【诸家治验】一老人，大便不通者数日，上逆目眩，医以备急圆，自若也，因倍加分量，乃得利。下后身体麻痹，上逆益甚，大便复闭。更医，与大剂承气，一服得下利，复三服，下利如倾盆，身体冷痛，不能卧，大便复结。又转医，作地黄剂服之，上逆尤剧，面色如醉，大便益不通。于是请治于先生（吉益南涯）。诊之，心下痞硬，少腹无力，与本方三剂，冲气即低，大便快通，经二三日，冷痛止而得卧，二旬后诸症悉去而复常。（《续建殊录》）

松田部妻，年三十余，发热二三日，身热顿退，口鼻清冷，四肢皆微厥，脉诊难以摸索，头出冷汗，时或呕逆，按其腹状，心下痞硬，脐腹拘急甚，自言经信不至者两月，因与本方。其明日蒸蒸发热，遍身汗出，虽疹子随汗出，而拘急未安，兼与浮石丸，三四日后，经信通利倍常。疹收后，前证悉去而复旧。（《麻疹一哈》）

桂枝去桂加苓术汤（《伤寒论》）

【组成】芍药、生姜各 6g，白术、茯苓各 4.5g，甘草 3g。

按：去桂似系去芍药之误。

【调剂及用法】上五味，以水 500mL，煎至 200mL，去渣，一日分三回温服。

【方意解说】本方据《医宗金鉴》云：不当去桂，疑系去芍之误，东邦医者亦疑之，成无己注本，亦不及去桂之义，盖成注本或无去桂二字欤？但康平本则为去桂，然加苓、术者，以苓、术为逐水利尿药，以治桂枝汤证之小便不利，殆与喘家加厚朴、杏子同意也。

【适应标的】《伤寒论》云：服桂枝或下之，仍头项强痛，翕翕发热，无汗，心下满，微痛，小便不利者，本方主之。

按：本方以桂枝汤证而兼有水饮、心悸及小便不利者为目标。

【运用范围】慢性肾炎、肾病、心脏病等浮肿、小便不利。

桂枝甘草龙骨牡蛎汤（《伤寒论》）

【组成】桂枝 6g，甘草、牡蛎、龙骨各 3g。

【调剂及用法】上四味，以水 300mL，煎至 100mL，去渣，一日分三回温服。

【方意解说】桂枝调整血液运行，以治上冲；伍甘草以缓急迫，更以龙、牡之镇静，用于动悸冲逆、烦惊不安等症；为神经衰弱、虚性兴奋等最合理想之处方。

【适应标的】《伤寒论》云：火逆下之，因烧针烦躁者，桂枝甘草龙骨牡蛎汤主之。

按：本方以桂枝甘草汤证而胸腹动悸、上冲急迫等为标的。

【运用范围】神经衰弱、精神不安、惊痫性歇斯底里、失眠症、夜惊症、小儿舞蹈病。

桂枝人参汤（《伤寒论》）

【组成】桂枝、甘草各 6g，白术、人参、干姜各 4.5g。

【调剂及用法】上五味，以水 500mL，煎至 200mL，去渣，一日分三回温服。

【方意解说】本方即人参汤（一名理中汤）增甘草之量，而加桂枝。理中汤主治胃肠机能衰弱而消化吸收不良、水饮停蓄之泄泻，加桂枝以治兼有表证者。

【适应标的】《伤寒论》云：太阳病外证未除，而数下之，遂协热而利，利下不止，心下痞硬，表里不解者，桂枝人参汤主之。

按：本方以表里并病、头痛、发热、恶寒、心下痞硬、下利、小便不利、上冲急迫等证为标的。

【运用范围】感冒、急慢性胃肠炎、水样泄利而有表证者。

桂枝去芍药加蜀漆龙牡救逆汤（《伤寒论》）

【组成】桂枝、生姜、大枣、牡蛎各 6g，龙骨 8g，蜀漆 4.5g，甘草 3g。

【调剂及用法】上七味，以水 500mL，煎至 200mL，去渣，一日分三回温服。

【方意解说】桂枝去芍药汤方中加入蜀漆、龙骨、牡蛎。龙、牡有镇静作用，蜀漆为常山之苗，有治疟疾之功。本方有镇静、镇逆、缓解疼痛之效。

【适应标的】《伤寒论》云：伤寒脉浮，医以火迫劫之，亡阳，必惊狂，卧起不安者，桂枝去芍药加蜀漆龙骨牡蛎救逆汤主之。

　按：本方以桂枝去芍药汤证而胸腹动剧者，或烦躁、坐卧不安、疟疾、惊狂上冲等证为标的。

【运用范围】癫痫、神经病、精神病之冲逆性，脑出血之精神不安，惊痫性歇斯底里，失眠、疟疾之烦惊，火灼之疼痛。

【诸家治验】此方主火邪，故汤火伤之烦闷疼痛者，或灸疗法副作用引起之发热等，皆可有效。（《方函口诀》）

用于火伤，能缓解局部之疼痛，并能解热，治烦躁及逆上感。又不限火伤，他如灸疗之反应热，入浴过度而致胸闷不快、头痛、恶心、呕吐等均有效。（《汉方诊疗之实际》）

桂枝芍药知母汤（《金匮要略》）

【组成】桂枝、生姜、知母、防风各 6g，芍药 4.5g，甘草、麻黄各 3g，白术 7.5g，附子 2g。

【调剂及用法】上九味，以水 500mL，煎至 200mL，去渣，一日分三回温服。

【方意解说】本方即桂枝汤中去大枣，加麻黄、附子、白术、防风、知母。以麻、桂、防风之走表，疏畅血行，配以术、附之逐水，芍药、甘草治挛急，知母协助芍药，以清关节肌肉之炎症。用于水毒（尿酸性）风湿之关节炎等，殊合宜。

【适应标的】《金匮要略·中风历节病脉证并治》云：诸肢节疼痛，身体尪羸，脚肿如脱，头眩短气，温温欲吐者，桂枝芍药知母汤主之。

按：本方适应于关节疼痛、挛急，头眩，短气，欲吐，关节肿大如傀儡者。

【运用范围】急慢性关节炎、关节变形肿痛、梅毒性或淋毒性关节炎、水肿性脚气。

【诸家治验】曹颖甫先生治戴姓妇，子死腹中，某医用药下之，胎已腐烂。然以贫故，无暇调理。未几腹中时有块跳动，手足肢节俱疼痛，甚至不可屈伸，两足如脱，腋下时出黄汗，经两年矣。乃用本方（桂枝三钱，麻黄二钱，芍药三钱，甘草二钱，苍白术、防风、知母各四钱，熟附子二钱），初服二剂不见动静，后改熟附子为生附子，四剂汗液大泄，两手足胀大，发浸淫疮，而关节疼痛减其大半。后用清血解毒之剂，如大小蓟、丹皮、赤芍等，以治浸淫疮，渐次调治而愈。

黄芪桂枝五物汤（《金匮要略》）

【组成】黄芪、芍药、桂枝各 4.5g，生姜 9g，大枣 6g。

【调剂及用法】上五味，以水 500mL，煎至 200mL，去渣，一日分三回温服。

【方意解说】本方即桂枝汤内去甘草易以黄芪，加重生姜。黄芪有逐水作用，主生肌长肉，而有营养之效。生姜亦驱水毒，故治肌肤不仁、风痹血痹，为行血脉、和营卫、驱脱表水湿之剂也。

【适应标的】《金匮要略·血痹虚劳病脉证并治》云：血痹阴阳俱微，寸口关上微，尺中小紧，外证身体不仁，如风痹状，黄芪桂枝五物汤主之。

【运用范围】脑溢血之半身不遂、血管硬化症、身体有麻痹感、贫血衰弱、神经之局部末梢性麻木感、慢性化脓病性溃疡收敛。

桂枝茯苓丸（《金匮要略》）

【组成】桂枝、茯苓、桃仁、牡丹皮、芍药各等分。

【调剂及用法】上五味，共为细末，炼蜜和为丸，如梧桐子大。每食前服 4g，不显功效时，可加至每回 12g，一日三回，温水送下。

【方意解说】方中之牡丹皮、桃仁能散血液之凝滞，消解瘀血，以桂枝之协助而强化诸药之作用。芍药不仅调血运，且助诸药以发挥镇痛之效。茯苓是一种缓和性利尿镇静药，主治心下悸，与诸药合同而奏排逐血液及组织中非生理的液体，尤其对于妇人子宫病最有奇效。本方即桃仁承气汤去甘草、硝黄，而易以茯苓、牡丹皮、芍药，用于桃仁承气汤证之无便秘证和一般证状较桃仁承气汤证之缓和者。

【适应标的】《金匮要略》云：妇人宿有癥病，经断未及三月，而得漏下不止，胎动在脐上者为癥痼害，妊娠六月动者，前三月经水利时胎也；下血者，后断三月衃也。所以血不止者，其癥不去故也，当下其癥，桂枝茯苓丸主之。

按：本方以小腹有瘀血凝毒，而小腹急结、左侧腹直肌痉挛，下腹部有抵抗，其痛不若桃仁承气汤证之急结及上冲者，妇人月经障碍小腹胀痛等为标的。

【运用范围】痛经、经行困难、胎盘残留、子宫肌肿、血肿、子宫内膜炎、子宫周围炎及其附属器官之一般充血性炎症（如卵巢炎、输卵管炎）流产后之出血不止、腹膜炎、跌打损伤、痔肿胀痛、睾丸炎、代偿性鼻衄、高血压等。

【诸家治验】以本方作催生汤，候产妇腹痛、腰痛，见胞浆下时，即水煎热服。（《济阴纲目》）

此催生之佳方，一名夺命圆，又名催生汤。凡妊娠中见血下者，多有子死腹中之征也，死胎见种种变症者，皆主之。夫下死胎用其他攻击剂，甚不可，即促命期，大可畏哉，余屡有治验。（雉间焕）

此方用于产前则催生，用于产后则治恶露停滞，心腹疼痛，或发热憎寒者。又出死胎、下胞衣，胎前产后诸杂证，功效不可具述。（方舆輗）

产后气喘为危证，方书称败血上攻，其面色紫黑者，急用桂苓黄汤（即本方加大黄）。（方舆輗）

治经水不调，时时头痛，腹中拘挛，或手足瘫痹者，或每至经期，头重、眩晕、腹中腰脚疼痛者；又治经闭上冲头痛，眼中生翳、赤脉纵横、疼痛羞明、腹中拘挛者；又妊娠跌仆，子死腹中，下血不止，少腹挛痛者，用之胎即下；又适于血淋、肠风、下血皆效。以上诸症，加大黄煎服为佳。（《类聚方广义》）

此方主去瘀血所成之癥瘕，故可活用于瘀血所生之诸症。原南阳以本方加甘草、大黄治肠痈；余门加大黄、附子治血沥痛及打扑疼痛；加车前子、茅根治血分肿及产后水气。又此方与桃仁承气之别，彼为如狂，小腹急结，此方以其癥不去为目的，又不若温经汤之治上热下寒。（《方函口诀》）

一妇人身体羸瘦，腹中挛急，经水少而不绝，上逆目眩，饮食如故，大便秘结，

唇口干燥，乃与本方为煎剂，兼用䗪虫丸，经日而证愈。（《续建殊录》）

一妇人年三十，久患头疮，臭脓滴流不止，或发黏结不能梳，医以为梅毒，攻之不效，痛痒不止。先生诊之，脉弦细，小腹急痛引腰腿。曰：此瘀血也，投桂枝茯苓丸加大黄兼以芍药，不出月而痊愈。瘥后，一夜腹痛二三阵，大下蓄血云。（《生生堂》）

橘泉会治一妇人，年约三十，结婚七八年未妊，月经困难，行经期延迟，经水色紫且甚少，同时腰及下腹腿股等疼痛，时或至期不潮，而头胀鼻衄，大流衄后他无所苦，健硕如常。其人肥壮，呈现多血质体格，大便不规则，经期间倾向于秘结，与本方加大黄，嘱于每月经前期连服七八剂，三四月之后脱然若失，后半年遂怀孕，举一女孩。

又治一朱姓富商，年四十七八，时发痔肿痛，大便秘结。一次因痔肠垂于肛外，不能纳入，疼痛异常，呻吟床第，邀余往诊（因余创制肛患消痔药软膏，故特要求给予外敷药膏），视其痔核肿大如红柿，翻出肛门，焮红赤热胀痛，伏床不能转侧。其人体质为肥满型，颜面紫暗，又似多血质型，脉弦滑充实，舌苔黄厚，大便不通，当即测其血压为 180～200mmHg。据称平日苦头胀，自称肝阳素旺，常感肢麻。余以本方加大黄、元明粉，痔肿局部罨敷肛患消软膏，一剂而大便溏泄，痔肿破裂，流出多量血液而肿消，得以纳肛入内。翌日减去元明粉，连服二三剂，血压降至 150～170mmHg，痛苦全消。此人嗜酒，痔肿时发，血压也时升，发作则必延诊，有一次痔肿痛虽不甚剧，而现头晕，左手足忽麻木不自主，余告以此有脑溢血之危险，应速戒酒，并令多服常服降压药（因此人初不听余告诫，每病辄邀余，稍瘥即不肯吃药，且常酗酒），否则顷刻有生命之险，彼始惧，乃以桂苓丸料加大黄，捣柿饼为丸，令常服，幸免于难。

桂枝生姜枳实汤（《金匮要略》）

【组成】桂枝、生姜各 7.5g，枳实 4.5g。

【调剂及用法】上三味，以水 300mL，煎至 100mL，去渣，一日分三回温服。

【方意解说】桂枝合生姜、枳实三味，均有健胃止呕镇痛之效，本方用于慢性胃炎（俗称胃寒痛者），为最理想之方剂。以桂枝促胃壁血行之旺盛，伍生姜之协力刺激胃黏膜，兴奋胃神经，以驱胃内之停水，配枳实之芳香，兼苦味健胃，恢复其消化功能，故本方可选用于胃弛缓、胃扩张、胃下垂等病。

【适应标的】《金匮要略》云：心中痞，诸逆，心悬痛，桂枝生姜枳实汤主之。

按：本方以胸满上逆或呕者和逆满、心痛吐水及不受水药者为标的。

【运用范围】慢性胃炎、胃弛缓、胃下垂、胃功能衰弱、消化不良之呕吐胃痛。

【诸家治验】一妇人患吐水。水升胸间，漫漫有声，遂致吐水，每日晡而发，至初更乃已。诸医以大小柴胡汤及小半夏汤之类无效，先生诊之，用桂枝生姜枳实汤乃痊愈。(《成绩录》)

桂枝甘草汤（《伤寒论》）

【组成】桂枝 6g，甘草 3g。

【调剂及用法】上二味，以水 300mL，煎至 100mL，去渣，一回顿服。

【方意解说】以桂枝、甘草二味浓煎顿服，似有急救强心意味，然中药不若西药强心剂之专激心脏。桂枝因有振奋血行、敛摄汗漏，故有维护心力之功，伍以甘草之缓和神经急迫及心悸亢进，故治因汗多心悸，欲叉手冒心以自救者等症。

【适应标的】《伤寒论》云：发汗过多，其人叉手自冒心，心下悸，欲得按者，桂枝甘草汤主之。

按：本方以上冲急迫，心悸亢进，脉疾促，心脏及心下部现悸动，腹部悸动亦甚者为标的。

【运用范围】心脏瓣膜病、神经性心悸亢进、神经衰弱、贫血性心悸。

桂姜草枣黄辛附汤（《金匮要略》）

【组成】桂枝、生姜、大枣各 4.5g，麻黄、甘草、细辛各 3g，附子 2.1 g。

【调剂及用法】上七味，以水 500mL，煎至 200mL，去渣，一日分三回温服。

【方意解说】本方为桂枝去芍药汤与麻黄附子细辛汤之合方，故治二方证之相合者。

【适应标的】《金匮要略》云：气分，心下坚大如盘，边如旋杯，水饮所作，桂枝去芍药加黄辛附汤主之。

按：本方以心下痞满、坚痛，恶寒、身体不仁或手足逆冷等症为标的。

【运用范围】贫血衰弱者之慢性湿性胃炎、心脏病、胃弛缓、胃下垂、慢性气管炎、心源性哮喘。

【诸家治验】老人于秋冬之交，每有痰饮、咳嗽，胸背胁腹挛痛，而恶寒者，宜此方。（《类聚方广义》）

工藤球卿云：凡大气一转，为治万病之精义，而于血症为尤要。昔年一妇人患痨咳，咳血气急，肌热烙手，大肉尽削，脉甚细数，余以为死证，而一医以为可治，用桂姜草枣黄辛附汤，竟得痊愈。余大敬服，以此悟得大气一转之义，得治乳癌、舌疽及诸翻花疮等数十人。翻花疮用黄辛附汤，盖因阴阳相隔，气无所统制，血肉失其交，以渐顽固，遂致出血，据《金匮要略》阴阳相得，其气乃行，大气一转，其气乃散，故拟用此汤也。

妇人患乳癌结核，处处糜烂，渐有翻花之兆，时时出血。至戊午初春，疼痛益甚，乳核增长，卧床不能起，乃与黄辛附汤，四五日疼痛退，乳核减，起床视事如平日。凡阴阳不相得而为痨咳，咳血、吐血、颜色枯槁，若不可为，与此汤每得起死回生。（《方函口诀》）

小建中汤（《伤寒论》）

【组成】芍药 10g，桂枝、生姜、大枣各 5g，甘草 4g，饴糖一匙。

【调剂及用法】上前五味，以水 200mL，煎至 100mL，去渣，后入饴糖溶化，一日分三回温服。

【方意解说】桂枝、生姜健胃止呕，芍药、甘草、大枣治拘挛，合之则甘温和中，主药为饴糖缓急迫，主治腹中痛，虚弱、虚寒、贫血性的拘挛痛（即轻度肠疝痛），为富于营养强壮的健胃调理方。

【适应标的】《伤寒论》云：伤寒阳脉涩，阴脉弦，法当腹中急痛，先以小建中汤，不差者，与小柴胡汤。

又云：伤寒二三日，心下悸烦者，小建中汤主之。

《金匮要略》云：虚劳里急，悸衄，腹中痛，梦失精，四肢酸疼，手足烦热，咽干口燥，小建中汤主之。

又云：男子黄，小便自利者，当与虚劳小建中汤。

又云：妇人腹中痛，小建中汤主之。

按：本方之治腹痛，必须应着眼于"虚劳""里急""悸"等字眼，盖为贫血衰弱性、拘挛性疝痛也。

【运用范围】不问男女或急慢性疾患而发之腹痛，呈贫血虚寒型，按之则痛减，或手足冷，心下悸，腹痛，时喜屈卧，喜温罨、手扪，着寒则易痛，脉弱，遗精，体温不足，畏风寒，神经型衰弱型体质者，为本方之适应。

【诸家治验】浅田氏曰：此方治中气虚而腹中引痛者，凡血少、腹皮拘急或强按无抵抗力，虽为积聚腹痛等证，宜本方以和血缓急迫之意用之，无不见效者。又全体腹中无力而有凝滞者，此方均效。

形寒、饮冷、咳嗽，兼腹痛、脉弦者，小建中汤加桔梗，甚效。(《张氏医通》)

本方治腹痛如种，然腹痛按之却便痛，重按之却不甚痛，是气痛（重按之则愈痛而坚者当有积也），气痛不可下，下之则愈甚，此虚寒证也，本方专治腹中虚寒，补血，尤治腹痛。(《苏沈良方》)

按：试观诸家经验及其论说，可知古人所称"气痛""寒痛""虚劳里急之痛"等，皆属贫血衰弱性肠胃神经痛，亦即近世医学之"胃肠疝痛""挛痛"性疾患也，即此可知中药所主治为体质性疾患，而非以治病原为目的。诚然，人类疾病，虽有一定的病原与病变所引起，而疾病的症状，则由个人的体质性所形成。盖同是一肺结核，因患者体质的不同，而有为渗出型急性进行，有成慢性进行，亦有为纤维性或干酪性，病状遂异。此体质性的治疗，在慢性疾患中，自有其真实性的理据与不可否认之价值。

当归四逆汤（《伤寒论》）
当归四逆加吴茱萸生姜汤（《伤寒论》）

【组成】

（1）当归四逆汤

当归、桂枝、芍药、细辛、大枣各6g，甘草、通草各4g。

（2）当归四逆加吴茱萸生姜汤

当归、桂枝、芍药、细辛、大枣各 4g，甘草、通草各 3g，吴茱萸 10g，生姜 9g。

【调剂及用法】前方为七味，以水 200mL，煎至 150mL，去渣，一日分三回温服，后方为九味，煎服同前。

【方意解说】当归、芍药调血行，桂枝助血行、降冲逆，细辛有镇痛作用，通草利尿，吴茱萸、生姜健胃镇呕，甘草、大枣缓和，调剂于其间，为治高度贫血心弱、虚寒体质之循环不良、胃肠病等之效方。

【适应标的】《伤寒论》云：手足厥寒，脉细欲绝者，当归四逆汤主之。

又云：下利脉大者，虚也，以强下之也。设脉浮革、肠鸣者，属当归四逆汤。

又云：若其人内有久寒者，宜当归四逆加吴茱萸生姜汤。

按：当归四逆汤主治手足厥寒，脉细欲绝，乃末梢性贫血或神经性末梢血行不良之体质，即手足常冷，冬季易患冻疮之人，甚为明显。所谓内有久寒者，是指其人久有慢性胃炎，胃内停水，易发呕吐清水者，古称"胃寒""寒饮"；易言之，胃有宿病也。以当归四逆汤之改良末梢血行，吴茱萸、生姜之健胃逐水，非常适合。

【诸家治验】妇人月经不调，腹中挛急，四肢酸痛，或一身习习如虫行，每日觉头痛者，本方有效。（《类聚方广义》）

本方虽为治厥阴表寒之厥冷药，然本为桂枝汤之变方，故桂枝汤证，凡血分闭塞者，用之皆有效。（《勿误药室方函口诀》）

冻风，俗名冻疮，为肌肉寒极，气血不行而变肌死之患也。查冻风之治法，诸家虽有种种，然从未有如此方（当归四逆汤）之神效者。余访古田玄道氏，氏笃信仲景方，对《伤寒》无论矣，即其他一切杂病，亦莫不以《伤寒》《金匮》方为范本。余见氏之治冻风也，用当归四逆汤，奏效甚速，余叩其故，氏曰:《伤寒论》厥阴篇不云乎？手足厥寒，脉细欲绝者，当归四逆汤主之，余因大有所得。别后殆三十年，凡治冻风，每用此方必见效。庚辰二年，数寄屋町，吴服商上总屋吉兵卫之妻，年三十许，左足拇趾中趾，紫黑溃烂，由踵跗以及脚膝，寒热烦疼，昼夜苦楚，不能寝食，医认为脱疽，然诸治无效；余询之曰：旧年尝患冻风否？曰：常常患此。余曰：是乃冻风也，乃与当归四逆汤，外贴紫云膏，一月余而痊愈，此冻风之最重者。若普通之冻疮，紫斑痒痛，本方只四五日即奏效，捷如桴鼓。（清川文

道氏）

一男子，初患头痛恶寒，手足惰痛，干呕而不能食。至四五日，手足冷，喘急息迫，冷汗出，下利每日四五行，脉微细，但欲寐。与当归四逆加吴茱生姜汤，旬余愈。（《续建殊录》）

按：此例似属冒寒性胃肠炎，但其人殆系虚寒性体质者。

二、麻黄汤类

麻黄汤（《伤寒论》）

【组成】麻黄 10g，杏仁 6g，桂枝 4.5g，甘草 2g。

【调剂及用法】上四味，以水 300mL，煎至 100mL，去渣，一日分三回温服，覆取微似汗。

【方意解说】麻黄本为平喘药，麻黄与桂枝协同作用，能使血管扩张，血行旺盛，起促发汗作用。麻黄与杏仁协力以治喘息。甘草缓急迫而助麻杏之平喘，并调和桂麻之作用。用治冒寒性汗闭之喘逆及肢节腰体疼痛等有卓效。

【适应标的】《伤寒论》云：太阳病，头痛发热，身疼、腰痛、骨节疼痛，恶风无汗而喘者，麻黄汤主之。

又云：太阳与阳明合病，喘而胸满者，不可下，宜麻黄汤。

又云：太阳病十日以去，脉浮细，而嗜卧者，外已解也。设胸满胁痛者，与小柴胡汤；脉但浮者，与麻黄汤。

又云：太阳病，脉浮紧，无汗、发热，身疼痛，八九日不解，表证仍在，此当发其汗。服药已，微除，其人发烦、目瞑，剧者必衄，衄者乃解。所以然者，阳气重故也，麻黄汤主之。

又云：脉浮者，病在表，可发汗，宜麻黄汤。

又云：脉浮而数者，可发汗，宜麻黄汤。

又云：伤寒脉浮紧，不发汗，因致衄者，麻黄汤主之。

按：本方不拘喘之有无，以脉浮紧、无汗、头痛、发热、恶风、恶寒、身疼痛为目标。

【运用范围】感冒、流行性感冒及其他急性热病初期（如肺炎、支气管炎、支气管喘息等）。

【诸家治验】治冷风哮及风寒湿三气成痹等，用此辄效，非伤寒一症可拘也。（柯韵伯）

初生小儿，有时时发热，鼻塞不通，不能哺乳者，用此方即愈。（《类聚方广义》）

治痘疮见点时，身热如灼，表郁难发，及大热烦躁而喘，不起胀者。（《类聚方广义》）

橘泉治小儿麻疹，见点后忽退隐，高热无汗而喘，有并发肺炎倾向者，亟以本方加二仙汤（黄芩、白芍），往往麻疹复显，喘急自平。但此方须早用，若麻疹退隐，且已超过 12 小时，合并肺炎已成事实者，非本方所能救。

麻黄加术汤（《金匮要略》）

【组成】麻黄、杏仁各 6g，桂枝 4.5g，甘草 2g，白术 3g。

【调剂及用法】上五味，以水 300mL，煎至 100mL，去渣，一日分三回温服，覆取微似汗。

【方意解说】麻黄汤中加白术，以白术为水毒驱除剂，有利尿祛湿作用，治麻黄汤证而兼身重疼痛，或浮肿小便不利者。

【适应标的】《金匮要略》云：湿家身烦疼，可与麻黄加术汤发其汗为宜，慎不可以火攻之。

按：本方以身体烦疼、无汗、恶寒、发热或浮肿、小便不利为标的。

【运用范围】急性关节风湿病、妊娠肾脏炎浮肿、流感性急性肾炎、喘咳浮肿、浮肿型脚气。

【诸家治验】尾台榕堂氏云：妇人体弱，妊娠中每患水肿，与越婢加术汤、木防己汤等往往堕胎，宜此方，或合葵子茯苓散亦良。（《类聚方广义》）

又云：山行冒瘴雾，或入窟穴中。或于曲室、浴堂诸湿气热气郁闷处，晕倒气绝者，可连服大剂麻黄加术汤即苏。（同上）

橘泉尝治浮肿型脚气，恶寒发轻热，无汗而喘，小便不利，脉沉实者，以本方合鸡鸣散，每服辄效。

小青龙汤（《伤寒论》）

【组成】麻黄、芍药、细辛、干姜、甘草、桂枝各 4.5g，五味子 4.5g，半夏 6g。

【调剂及用法】上八味，以水 500mL，煎至 200mL，去渣，一日分三回温服。

【方意解说】本方以桂枝、麻黄、细辛、干姜之促血运、去血郁、驱水毒，而治喘咳、浮肿。芍药治拘挛，而于水毒之停滞亦有效。干姜协同半夏，奏健胃之功，半夏不仅镇呕、镇咳，且有利尿之功。五味子与干姜、细辛有拮抗作用，治水毒性湿性支气管炎之喘咳，有良效。甘草缓和调剂诸药之间，用于水气喘咳、上冲、呕逆、小便不利等，有绵密而周到之调剂作用。

【适应标的】《伤寒论》云：伤寒外不解，心下有水气，干呕发热而渴，或渴，或利，或噎，或小便不利少腹满，或喘者，小青龙汤主之。

又云：伤寒，心下有水气，咳而微喘，发热不渴，服汤已，渴者，此寒去欲解也，小青龙汤主之。

《金匮要略》云：病溢饮者，当发其汗，大青龙汤主之。

又云：咳逆倚息不得卧，小青龙汤主之。

按：本方以喘鸣、气急、咳嗽、咯出水样泡沫痰、无热、心下部有抵抗、尿量减少为标的。

【运用范围】支气管喘息、湿性支气管炎之咳嗽、湿性肋膜炎、百日咳、肺炎、流行性感冒、浮肿、急性肾脏炎、关节炎、结膜炎等之因水毒停蓄而来者。

【诸家治验】此方治表不解，而心下有水气、喘咳者，又可用于溢饮之咳嗽，其人咳嗽喘急，至于寒暑则必发，吐痰沫而不得卧，喉中如结，心下有水饮也，宜此方。（《勿误药室方函口诀》）

小青龙加石膏汤（《金匮要略》）

【组成】麻黄、芍药、桂枝、细辛、甘草、干姜各 4g，五味子 4.5g，半夏 6g，石膏 15g。

【调剂及用法】上九味，以水 500mL，煎至 200mL，去渣，一日分二回温服。

【方意解说】本方以小青龙汤方加石膏，主治小青龙汤证较剧而有烦躁者。因麻、桂合石膏，有镇咳平喘作用。盖"小青龙"之作用主在驱水毒，加石膏则于逐水之外，兼具镇静、镇咳、除烦、平喘之功也。

【适应标的】《金匮要略》云：肺胀，咳而上气，烦躁而喘，脉浮者，心下有水气，小青龙加石膏汤主之。

按：本方以咳嗽喘鸣，痰沫稀薄，上冲头痛，发热、恶寒、口渴、烦躁为标的。

【运用范围】支气管喘息、急慢性支气管炎、支气管扩张、百日咳、肺炎、渗出性肋膜炎、流行性感冒、急性肾脏炎、皮肤病性肾炎等。

【诸家治验】发热咳嗽多吐白沫者，若以平剂缓图，不日成痨矣，予乘其初起，用小青龙加石膏而全生保命者数十人。（方舆輗）

橘按：方舆輗称"发热咳嗽多吐白沫者"，当是感冒性分泌较多之气管炎，而非真正肺结核，故云趁其初起用本方云云。若果为肺结核之"发热咳嗽吐白沫者"，多见于中期或后期，此处读者不能惑于字面。盖发热有外感热与虚痨热之异，气管病之水样痰沫，与肺结核之咳白沫，性质既不同，而症状亦各别，在临床经验较多者，自易鉴别。

橘泉于 1937 年时，任苏州国医研究院讲师，时有院生包行之介其戚自江阴来，就诊于予。其病经半年余，喘咳咯血屡发，诊之发热恶寒，咳嗽甚剧，且呕痰呈水样泡沫，时大量咯血，头微痛，脉浮数，听诊上两肺支气管湿性啰音显著，无肺结核症状。余书小青龙加石膏汤，包生初甚惊异，窥其意，似有不敢令服此方神气，因笑谓曰"若疑惧药后有何反应，不如暂住予家服药，药后如有变异，可为设法"。彼喜甚，乃宿予寓（当时余寓苏州铁瓶巷房屋殊宽敞）。是夜服一剂，翌日咳喘著减，血竟全止，而痰沫亦减少。连服三剂，得告一段落，彼以为已痊愈，欢忻而去。余因谓包生曰："此系支气管炎，咳剧而咯血，非肺痨也，今虽告愈，将来遇感冒恐复发，须告彼以后若偶或感冒，宜速就医服药，或仍服此方。"包生因于课余常至余门诊处见习，每录方以资研讨，故极信佩，彼乡患者遂亦时有专道来苏就诊者。

大青龙汤（《伤寒论》）

【组成】麻黄 9g，杏仁、生姜各 6g，桂枝、甘草各 3g，大枣 4.5g，石膏 15g。

【调剂及用法】上七味，以水 500mL，煎至 200mL，去渣，一日分三回温服。

【方意解说】本方即麻黄汤加石膏、姜、枣。麻黄汤主效在发汗平喘，但加入石膏，则对于热性病可加强作用。姜、枣以和营卫，协助诸药，发挥效用。用于麻黄汤证之较重者，热盛烦躁者。但脉弱而易出汗之体质禁用。

【适应标的】《伤寒论》云：太阳中风，脉浮紧，发热、恶寒、身疼痛，不汗出而烦躁者，大青龙汤主之。

又云：伤寒脉浮缓，身不疼，但重，乍有轻时，无少阴证者，大青龙汤发之。

《金匮要略》云：病溢饮者，当发其汗，大青龙汤主之。

【运用范围】流感之初期及急性热病之无汗喘咳者，肺炎、急性眼结膜炎自觉证剧甚者，其他如急性关节炎、丹毒、急性皮肤病性浮肿等。

【诸家治验】治麻疹脉浮紧，寒热，头眩，身体疼痛，喘咳，咽痛，汗不出而烦躁者。（《类聚方广义》）

治眼目疼痛，流泪不止，赤脉怒张，云翳四围，或眉棱骨痛，或头疼、耳痛。又烂睑风，涕泪稠黏，痒痛甚者，以本方加车前草佳。（《类聚方广义》）

治雷头风，发热、恶寒，头脑剧痛如裂，夜不能寐者。若心下痞、胸膈烦热者，兼服泻心汤、黄连解毒汤；若胸膈有饮，心中满，肩背强急者，当以瓜蒂散吐之。

橘泉治一支气管肺炎，患者男性，年三十七，住阊门外横马路。初因感冒咳嗽而起，后成肺炎，气急胸痛，咳嗽，痰中带瘀血。先入某大医院用注射药治疗两周，夜热不退，而有谵语，医拟用冰帽，病人及其家属因注射不见效，已失信心，更以反对冰罨法，自动出院，乃约余诊。诊得高热无汗，身疼痛，颜面及两颧绯红，烦躁、喘咳、气急，两肋痛，脉弦紧，轻与本方加鲜竹沥。是夜大汗淋漓，即呈分利解热，诸症悉退。病家惊为神异，余获不虞之誉。退而思之，肺炎固有分利解热之转归，但此项转归之生理机能，于现代医学未尝证明原理，此种方剂，是否有促起分利解热之机能，还待医界之努力。窃谓不久之将来，对于此项生理机能反应之疗法，当有了解之一日耳。

麻黄杏仁甘草石膏汤（《伤寒论》）

【组成】麻黄、杏仁各 6g，甘草 2g，石膏 15g。

【调剂及用法】上四味，以水 300mL，煎至 100mL，去渣，一日分三回温服。

【方意解说】麻黄与杏仁配合，有平喘镇咳作用，石膏之清热，且协力于麻黄，而治表热无汗或有汗之烦躁，伍以甘草缓急迫而调和诸药，用于表热烦渴之喘咳。

【适应标的】《伤寒论》云：发汗后，不可更行桂枝汤。汗出而喘，无大热者，可与麻黄杏仁甘草石膏汤。

【运用范围】喘息、支气管炎、百日咳、小儿之感冒、流感、肺炎。

【诸家治验】张石顽云：冬月咳嗽，寒痰结于咽喉，语声不出者，此寒气客于会厌，故卒然而喑也，用麻杏石甘汤。（《张氏医通》）

治喘咳不止，面目浮肿，咽干口渴或胸痛者，以本方兼用南吕丸、姑洗丸。

治肺痈发热，喘咳，脉浮数，臭痰脓血，渴欲饮水者，宜本方加桔梗，时以三物白散攻之。（方舆輗）

陆渊雷氏云：本方之主症为烦渴喘咳，凡支气管炎、支气管喘息、百日咳、白喉等而有烦渴喘咳之症者，悉主之。（《伤寒论今释》）

又云：白喉初起时，恶寒发热，烦渴，气喘，咽喉肿痛，有苍白色之假膜，用麻杏石甘汤，轻者数小时，重者一昼夜，热退身和，肿痛悉去。（《伤寒论今释》）

橘泉尝用本方治小儿百日咳之痉挛性剧咳，或呕吐，或咳血，无论有热或无热，每获顿挫之效。且咳血者，往往血即止，痉咳亦显著缓解也。

越婢汤（《金匮要略》）

越婢加术汤（《金匮要略》）

越婢加半夏汤（《金匮要略》）

【组成】

（1）越婢汤

麻黄 6g，桂枝、生姜、大枣各 4.5g，甘草 3g。

（2）越婢加术汤

原方加术 6g。

（3）越婢加半夏汤

原方加半夏 9g。

按：《金匮要略》加减法，有越婢加术附。

【**调剂及用法**】上五味，以水 500mL，煎至 200mL，去渣，一日分三回温服。后二方煎服法同前。

【**方意解说**】本方即大青龙汤去杏仁、桂枝，主治大青龙汤证而不咳嗽上冲者。以麻黄合生姜，主驱肌肤之水毒，麻黄与石膏并用，则不发汗而利尿。甘草、大枣以缓急迫而调和姜、麻之作用。故本方用于风水浮肿而脉浮、无火热、自汗者。

按：本方加术，则加强利尿作用，以治皮水，应加附子以振兴细胞机能，用治水肿而兼恶风寒之更甚者。本方加半夏则用于越婢汤证而有呕吐者。

【**适应标的**】《金匮要略》云：风水，恶风，一身悉肿，脉浮不渴，续自汗出，无大热者，越婢汤主之。

又云：里水者，一身面目黄肿，其脉沉，小便不利，故令病水；假令小便自利，此亡津液，故令渴，越婢加术汤主之。

又云：里水，越婢加术汤主之；甘草麻黄汤亦主之。

又云：肉热极则身体津脱，腠理开，汗大泄，厉风气，下焦脚弱，越婢加术汤主之。

又云：咳而上气，此为肺胀，其人喘，目如脱状，脉大者，越婢加半夏汤主之。

按：本方以表证之浮肿，脉浮，恶风，微热或不热，有汗或无汗，小便利或兼喘咳者为标的。小便不利甚者加术；恶寒甚者加附子；呕吐者加半夏。

【**运用范围**】流感性肾脏炎、浮肿型脚气、皮肤病含湿疹、急性结膜炎、急性关节炎等。

【**诸家治验**】不拘上体下体，或一身悉肿，脉浮而渴，自汗恶风，小便不利，或喘咳者，本方主之。凡脚气、痛风、疮毒内攻等，多此证。又犯风邪久咳，因沐浴而变此证者，往往见之，投以越婢汤良效。（方舆輗）

凡中蝮蛇毒、鼠毒、犬毒等而浮肿者，皆可服越婢汤，但在受伤时，即应从伤处将血尽量挤出。（《远生图说》）

浅田某之子，年弱冠，身体肿痛，延及阴囊，肿大如球，茎几没于其中，师诊之曰：观汝腹肉肿色，似尝疥癣瘾疹之患。曰：然，昔者请一医敷药而顿愈。曰：是矣，此内攻耳，与越婢加术汤，兼用龙门丸，数旬而愈。（《生生堂治验》）

尼僧真锥者，年二十八，小疮内陷，遂发肿胀，医二三下之，肿益甚。寻投麻黄剂，又无效，困苦至极。延余诊之，通身洪肿，其腹如鼓、咳逆、短气喘鸣，投越婢加苓术汤，不过十余日，肿全退。先所陷疮，勃然而发，乃以为尽其毒，制药汤渗之，三十日而全安。

橘泉曾治皮肤病性肾脏炎，即古称"疮毒内攻"者，患者年约二十，系一抗日志士，于日寇投降时由内地来，先患疥疮，遍身皮肤褐色，斑痕累累，通体浮肿，颜面及胸项更甚，气逆喘促，步行蹒跚，盖两大腿内侧，尚有疥疮，脓水黏连，诊得脉沉细，腹壁软弱，小便不利，畏寒甚，四肢冷。余与越婢加术汤再加附子、木贼草、浮萍、赤小豆，三剂后小便利，肿退，喘平。复诊仍守原法，服药七八剂而愈。后给予硫磺油膏，嘱遍擦患肤，以治愈其疥疮。此病若称疮毒内攻，已有语病；至谓因外治而将毒内迫，尤属谬误。盖因疥虫既损害皮肤复排泄毒素，毒素侵入血液输入肾脏，妨害肾机能，故致并发肾炎也。

麻黄附子细辛汤（《伤寒论》）

【组成】麻黄 6g，细辛 5g，附子 3g。

【调剂及用法】上三味，以水 300mL，煎至 100mL，去渣，一日分三次温服。

【方意解说】麻黄与细辛、附子合用，则发表而兼温经，因细辛、附子为温性振奋药，能振兴细胞机能，促生体温，并有镇痛作用。用于衰弱体质及老人之感冒，恶寒身痛，微热，头疼，或无热、脉沉细无汗者。若见脉浮紧，恶寒发热等发扬性症状，则不适用本方。

【适应标的】《伤寒论》云：少阴病始得之，反发热脉沉者，麻黄附子细辛汤主之。

按：本方以恶寒发热，热不扬，头疼，身体痛，脉沉细微弱，或微喘无汗，虽似太阳病麻黄汤证，而证情郁性、病人衰惰状者为标的。

【运用范围】衰弱者之感冒、老人性肺炎、衰老者之慢性支气管炎，痰喘咳嗽，有畏风恶寒、身体痛或头疼者。

【诸家治验】麻黄附子细辛汤治发热脉沉，两手足冷者，或脉微细而恶寒甚者。（《方机》）

一十五岁男，病痘初发，（底本不清）自第三日放点，至第四日痘皆没，但欲寐，绝饮食，脉沉，热如除。病似少阴症状，因辞谢嘱请他医，病家固请之，于是潜心细诊。觉沉脉中神气犹存，乃作麻黄附子细辛汤令服之。翌日痘再透发，脉复，力稍振，起胀贯脓皆顺利，结痂而愈。因思此儿本无热毒，以多用葛根加大黄汤，发汗过多，而大便溏，致有此变也。（方舆輗）

此方解少阴表热，一老人咳嗽吐痰，午后洒淅恶寒后，发微似寒不止，一医以为阳虚恶寒，与医王汤（即补中益气汤）不效，令服本方五剂而愈。（《方函口诀》）

橘泉曾治一老人性肺炎，患者施太太，年六十八岁。一日忽恶寒发热、头疼、咳嗽、胸痛、呼吸迫促而呕，先经某中医医治无效，改请西医某。经过验血、验痰，发现白血球增多，而痰中有肺炎球菌，服药注射。三四日后，热遂退，胸痛咳嗽亦减，而现神情迷糊，昏聩嗜卧，呼吸短促不均匀，四肢冷。该医一面注射强心剂，同时对病家发出警告，谓此属老年心脏衰弱，体力不能胜任之故，非药力所能挽救，嘱准备后事，逊谢不敏而去。其子孝思甚笃，不忍置之，复邀余诊。诊得脉沉细，舌苔白润，四肢厥冷，体温降至35℃，虽有断续咳嗽而无痰，呼吸短促，鼻翼微动，腹部软弱无力，大便不行，小便极少，不饮不食，而呈无欲状态。余谓西医之说甚是，确属年老衰弱而来，既承雅召，姑勉试我技。乃书大剂麻黄附子细辛汤加桔梗、远志及六神丸。一剂后，翌日复诊，神情及脉搏稍振，咳嗽略有痰，体温略升至36.5℃，仍与原方两剂后，咳痰较多，而呼吸均匀，渐能进流质米饮，调治十余日，竟告痊愈。

麻黄杏仁薏苡甘草汤（《金匮要略》）

【组成】麻黄、甘草各3g，杏仁、薏苡仁各6g。

【调剂及用法】上四味，以水500mL，煎至200mL，去渣，一日分三回温服。

【方意解说】麻黄、杏仁本有利尿作用，合薏苡仁、甘草，则具协同作用而加强效力，因薏苡仁有逐水利湿之功，协同麻黄、杏仁之力，以疏通停滞，驱逐关节或筋肉内停滞之毒，和以甘草则缓和其疼痛。用于风湿疼痛、浮肿、喘咳等甚效。

【适应标的】《金匮要略》云：病者一身尽疼，发热日晡所剧者，名风湿，此病伤于汗出当风，或久伤取冷所致也，可与麻黄杏仁薏苡甘草汤。

按：本方以风湿性疼痛，浮肿喘咳等证为标的，不拘有热无热。

【运用范围】肌肉风湿病、关节风湿病疼痛或浮肿，肺脓肿、肺坏疽、妊娠肾炎，其他如赘疣及手掌角化症等。

【诸家治验】

本方治妊妇浮肿，喘咳息迫，或身体麻痹或疼痛者。（《类聚方广义》）

治肺痈初起，恶寒、息迫、咳嗽不止，面目浮肿，浊唾臭痰，胸痛者，乘其正气未衰时，与白散交互用，荡涤邪秽，则易于平复。（《类聚方广义》）

治风湿痛风，发热剧痛而关节肿起者，随证加术、附，奇效。（《类聚方广义》）

麻黄附子甘草汤（《伤寒论》）

【组成】麻黄、甘草各6g，附子3g。

【调剂及用法】上三味，以水300mL，煎至100mL，去渣，一日分三回温服。

【方意解说】麻黄合附子为振兴机能之发表剂，配甘草以缓解疼痛，且麻、附本有镇痛作用。用于恶寒无汗，身体痛者。

【适应标的】《伤寒论》云：少阴病，得之二三日，麻黄附子甘草汤微发汗，以二三日无里证，故微发汗也。

【运用范围】偻麻质斯、衰弱体质者之冒寒、身体疼痛等。

麻黄连翘赤小豆汤（《伤寒论》）

【组成】麻黄、连翘、生姜、大枣、梓白皮（桑白皮可代）、甘草各6g，杏仁9g，赤小豆30g。

【调剂及用法】上八味，以水500mL，煎至200mL，去渣，一日分三回温服。

【方意解说】麻黄有发汗、利尿作用，麻黄与杏仁合用，每为逐水之用，伍以梓白皮（与桑白皮同功），则更强盛其驱逐皮间停滞水毒之功，配合连翘、赤小豆，以

035

消炎、解凝、利尿，生姜、大枣健胃以助诸药作用之发挥，甘草以调和于各种药效之间，并缓和炎症病灶之急迫。用于皮肤病性浮肿及热性炎性黄疸病，殊为佳妙。

【适应标的】《伤寒论》云：伤寒瘀热在里，身必发黄，麻黄连翘赤小豆汤主之。

【运用范围】炎性黄疸、皮肤病性急性肾脏炎。

【诸家治验】麻黄连翘赤小豆汤治疥癣内陷，一身瘙痒，发热，喘咳，肿满者。（《类聚方广义》）

汤本求真云：余曾以麻黄连翘赤小豆汤兼用伯州散，治愈湿疹内攻性肾炎。

橘泉于1938年春避乱于严墓时，一乡人求诊，年四十许。高热头痛，鼻衄大流。三日后发黄疸，咳嗽，气逆，遍身疼痛，小便色黄，大便不下，脉浮数，舌黄腻。余思其病，似非肝胆病性黄疸，疑系回归热，因其病状与回归热完全相同。但乡间无检验设备，无法查明其病原，无已，姑以对证疗法与麻黄连翘赤小豆汤加茵陈、山栀、黄柏等，连服二三剂，热竟退，小便较畅，黄色亦渐减，五六日后渐次告愈。余心知其势将复燃，因嘱患者小心将护，勿过劳，如反复，速来诊，并声明决不取诊资，后竟不再来。半月后特托乡友往病家探访，返归后据称患者已康复，照常工作于田间云。是案迄今思之，仍不解是究为何病？本方其真能治愈回归热乎？抑其人之抗病力特强欤？志之以待学者之复验。因编者来苏后，虽常遇回归热，于血液中检得回归热病原螺旋体，对并发黄疸病者，即使用本方，但仍用新洒尔佛散注射，故殊乏覆没之机会也。

古今录验续命汤（《金匮要略》）

【组成】麻黄、桂枝、当归、人参、石膏、干姜、甘草各9g，川芎3g，杏仁12g。

【调剂及用法】上九味，以水500mL，煎至200mL，去渣，一日分三回温服。

【方意解说】本方即大青龙汤去姜、枣，加当归、川芎、人参、干姜而成。大青龙主治麻黄汤证之表证较重而兼烦躁者，为发表之重剂，今加芎、归之活血、行血，参、姜之兴奋、健胃等强壮剂。用于重剧之猝中风邪（非脑出血之中风）与末梢性神经麻痹症，有发表驱寒、活血强壮之功。

【适应标的】《金匮要略》云：古今录验续命汤治中风、风痱，身体不能自收持，口不能言，冒昧不知痛处，或拘急不得转侧。

【运用范围】偻麻质斯、末梢性麻痹、贫血体质者着寒而起之局部麻痹或颜面神经麻痹等。

【诸家治验】妇人草蓐中得风，头痛、发热、恶寒，身体痹痛，腹拘急，心下痞硬，干呕，微利、咽干、口燥，咳嗽甚者，不速治必为蓐劳，宜本方。（《类聚方广义》）

此方用于偏枯初起有效，其他如产蓐中风，身体疼痛者，或风湿涉于血分，疼痛不止者。（《方函口诀》）

广尾幕臣某氏之室，得外感，表证解后，右脚拘急肿痛，不能起步，脉浮数，余诊之曰：热虽解而脉浮数，此邪气下注筋脉，不能流通也，与《金匮》古今录验续命汤，四五日而愈。（《橘窗书影》）

汤本氏云：余每以续命汤治前证及历节风，越婢汤之证而兼血虚者，又用于后世方五积散之证，皆有速效，古方之妙，不可轻视。又云：郡山侯臣北条弥一右卫门，年七十余，平日肩背强急，时觉臂痛，一日右肩急甚，方令按摩生疗之，忽言语謇涩，右身不遂，惊而迎医服药，四五日自若也。余诊之，腹候快和，饮食如故，他无所苦，但右脉洪盛耳，与本方，四五日而言语利，偏枯少差，脉不偏胜，得以杖而起步矣。

射干麻黄汤（《金匮要略》）

【组成】射干5g，麻黄、生姜、五味子各6g，细辛、紫菀、款冬花各4g，大枣5g，半夏9g。

【调剂及用法】上九味，以水500mL，煎至200mL，去渣，一日分三回温服。

【方意解说】射干为强力之逐水药，有轻泻作用，对于炎肿性咽喉病有良效，与麻黄合用于喘鸣、咳嗽、喉间有水鸡声者，更伍以五味子、细辛、紫菀、款冬等之镇咳，生姜、半夏之制呕逆，且姜、夏、细辛等，兼具驱水之效，配大枣之缓和刺激，姜、枣合力和胃、助吸收，调剂诸药效以助长其发挥也。

【适应标的】《金匮要略》云：咳而上气，喉中水鸡声者，射干麻黄汤主之。

按：本方以喘咳气逆而呕，喉中有水样痰沫沸鸣声，而咳出痰沫稀薄，或兼目胞浮肿者为标的。

【运用范围】支气管性喘息、湿性气管炎、慢性支气管炎、支气管扩张、肺脓肿、肺气肿，小儿百日咳之气管分泌亢进者，老人慢性支气管炎等。

【诸家治验】治久咳不止，或产后喘咳，颈项生痰疬，累累如贯珠者，去细辛、五味，倍射干，加皂角子有效，兼用南吕丸。（《类聚方广义》）

汤本氏云：先师和田启治急性肺炎，先以桔梗白散取吐下，后用本方。

此方用于后世所谓哮喘，水鸡声形容哮喘之呼吸也，合射干、紫菀、款冬之利肺气，麻黄、细辛、生姜之发散，半夏之降逆，五味子之收敛，大枣之安中，成一方之妙用。远胜于西洋炼合制剂。（《方函口诀》）

厚朴麻黄汤（《金匮要略》）

【组成】厚朴、杏仁、半夏各 6g，五味子、麻黄各 4g，干姜、细辛各 3g，石膏 20g，小麦 30g。

【调剂及用法】上九味，以水 500mL，煎至 200mL，去渣，一日三回分服。

【方意解说】本方为小青龙加石膏汤去桂枝、芍药、甘草，加厚朴、杏仁及小麦而成。主治咳逆上气，与射干麻黄汤微有不同。彼主逐水饮而降逆，此主降逆、平喘咳除烦。

【适应标的】《金匮要略》云：咳而脉浮者，厚朴麻黄汤主之。

按：本方以喘咳而兼烦渴者为标的。

【运用范围】喘息、慢性支气管炎。

麻黄升麻汤（《伤寒论》）

【组成】麻黄、知母、芍药、黄芩、葳蕤各 6g，升麻、当归各 3g，天门冬、桂枝、茯苓、甘草、白术、生姜各 5g，石膏 15g。

【调剂及用法】上十四味，以水 500mL，煎至 200mL，去渣，一日三回分服。

【方意解说】本方药味驳杂，柯韵伯氏早已认定其非仲景真方，确有见地，与其曲为调停，强作注释，不如直接否定，且本方与其条文亦均不合，本应删去，姑附于此，似待读者识之。

【适应标的】《伤寒论》云：伤寒六七日，大下后，寸脉沉而迟，手足厥逆，下部脉不至，咽喉不利，唾脓血，泄利不止者，为难治，麻黄升麻汤主之。

按：康平本《伤寒论》"厥阴病篇"："伤寒六七日，大下后，脉沉（'寸'字傍注）而迟，手足厥逆，与四逆汤；下部脉不至，咽喉不利，唾脓血，泄利不止者（'为难治'三字傍注），属麻黄升麻汤。"

【运用范围】偻麻质斯有时或可运用。

甘草麻黄汤（《金匮要略》）
半夏麻黄丸（《金匮要略》）
麻黄醇酒汤（《金匮要略》引《千金方》）

【组成】

（1）甘草麻黄汤

甘草 6g，麻黄 9g。

（2）半夏麻黄丸

半夏、麻黄等分。

（3）麻黄醇酒汤

麻黄 9g，黄酒 200mL。

【调剂及用法】

（1）甘草麻黄汤

上二味，以水 300mL，煎至 100mL，去渣，一日三回分服，温覆取汗，不汗再服。

（2）半夏麻黄丸

上二味，研细，炼蜜和为丸，如梧子大，每服 3g，一日三回，开水送下。

（3）麻黄醇酒汤

上一味，以黄酒 200mL，煎至 50mL，去渣，一日二回分服。

【方意解说】

（1）甘草麻黄汤

麻黄主发汗、利尿，逐皮间水毒，配以甘草矫味，以调和之，取其药力专，以治里水，较越婢加术汤为单纯，此殆古单方之流亚也。

（2）半夏麻黄丸

麻黄与半夏合剂，则取前者以平喘、利水，后者以镇呕、驱水，用于喘而呕之水气而兼心下悸者。

（3）麻黄醇酒汤

麻黄一味，以黄酒煎服取助，加酒则麻黄发汗、利尿之药力更行发挥，以治黄疸，盖黄疸色素，须由汗液及小便中排去之故也。

【适应标的】

（1）甘草麻黄汤

《金匮要略》"水气病篇"云：里水，越婢加术汤主之，甘草麻黄汤亦主之。

（2）半夏麻黄丸

《金匮要略》"水气病篇"云：心下悸者，半夏麻黄丸主之。

（3）麻黄醇酒汤

《金匮要略》"水气病篇"云：《千金》麻黄醇酒汤治黄疸。

【运用范围】

（1）甘草麻黄汤

流感性急性肾脏炎，腰以上肿及颜面更甚者。

（2）半夏麻黄丸

支气管喘息、胃炎、胃内停水、喘而呕者。

（3）麻黄醇酒汤

黄疸。

【诸家治验】

（1）甘草麻黄汤

治诸风湿及伤风、伤寒头疼，并疗疮、一切肿毒，手足疼痛，风痹不仁，用走

马通圣散（即本方），炒微黄，碾为细末，每服三钱，以水煎滚温服，盖被取汗为度。(《秘传经验方》)

本方治喘急迫，或自汗或不汗者。(《方极》)

森村金之丞患久年哮喘，感触风寒则必发动，不能动摇，余曰：积年沉疴，非一朝药石所能除，唯宜先驱其风寒，以桂枝加厚朴杏子汤、小青龙汤以发表；表证解，则与甘草麻黄汤服之，二三帖喘息忽和，动摇复常，复得出任，其人大喜，每日仿此法调药取效；后经年虽外感稍盛，而喘气大减云。(《橘窗书影》)

（2）半夏麻黄丸

此方治寒水，心下悸。(《金鉴》)

陆渊雷云：本方所治，则胃有积水所致，与苓桂术甘汤稍近，唯彼有头眩冲逆，此常有喘或呕为异耳。

（3）麻黄醇酒汤

麻黄醇酒汤治喘而发黄，或身疼者。(《方极》)

三、姜附汤类

四逆汤（《伤寒论》）

【组成】干姜、附子各 4.5g，甘草 9g。

【调剂及用法】上三味，以水 300mL，煎至 100mL，去渣，一日分两回温服。

【方意解说】本方即甘草干姜汤加附子。附子主要作用为振兴新陈代谢机能之沉衰，甘草缓和急迫，干姜为一种刺激性健胃兴奋药，旺盛血行，亢奋脏器，赋予胃肠活力，姜、附合用，对于机能沉衰，体温低落，脉沉细微弱诸症，有卓效。

【适应标的】《伤寒论》云：伤寒，医下之，续得下利清谷不止，身疼痛者急当救里；彼身疼痛，清便自调者，急当救表。救里宜四逆汤，救表宜桂枝汤。

又云：病发热头痛，脉反沉，若不差，身体疼痛者，当救其里，宜四逆汤。

又云：脉浮而迟，发热里寒，下利清谷者，四逆汤主之。

又云：大汗出，热不去，内拘急，四肢疼，又下利厥逆，而恶寒者，四逆汤主之。

又云：大汗，若大下而厥冷者，四逆汤主之。

《金匮要略·呕吐哕下利病脉证治》云：呕而脉弱，小便复利，身有微热，见厥者难治，四逆汤主之。

按：本方以脉沉细微弱或沉迟，四肢厥冷，下利，呕吐，身体疼痛，畏寒，体温低落，一切机能衰弱症状为标的。

【运用范围】霍乱或胃肠病吐泻而有脱水倾向者；心脏机能衰弱、贫血等。

【诸家治验】世医所谓中寒、中湿及伤寒阴证霍乱等，诸症厥冷、恶寒、下利、腹痛者，皆可用四逆汤；又虽一二年之下利清谷不止者，亦可用。（《古方便览》）

四逆汤治霍乱吐利甚者，又所谓暴泻证，急者死不终朝，若仓皇失措，拟议误策，毙人于非命，其罪何归？医人当平素探究讲明，以济急靖难，可参考大汗出，热不去云云以下诸章。（《类聚方广义》）

郭雍治一人，盛年恃健，不善养，因极饮冷酒食，内外有所感。初得疾，即便身凉自利，手足厥，额上冷汗不止，遍身痛，呻吟不绝，偃卧不能转侧，心神惧无，昏聩恍惚。郭令服四逆汤，灸关元及三阴交。未知，加服九炼金液丹利厥汗，症少止，稍缓药艾，则诸症复出，再急灸治。如此进退者三，凡三日两夜。灸千余壮，服金液丹亦千余粒，四逆汤一二斗，方能住灸汤药，阳气虽复而汗不出，症复如太阳病，未敢服药以待汗。二三日复大烦躁饮水，次则谵语，斑少热甚，无可奈何，复与调胃承气汤得利，大汗而解。阴阳反复有如此者。（《名医类案》）

橘泉常治真性霍乱之脱水，脉沉细，呕吐下利等，必用四逆汤加人参，或四逆加吴茱萸生姜汤并加乌梅、黄连等，虽视情形而加味，然总不离"四逆"者。因置身于都市，医疗较便利，患者往往中西并进，服药外另行注射，若生理食盐水，或林格氏液、洛格儿液、葡萄糖液、樟脑剂等，故纵有治验，亦不能证实为何者之功效。1940年苏垣在日寇占领中，是年秋虎疫流行，寇军部探悉军民传染，管制甚严，凡查得患者，悉以卡车运至隔离病院，同时派来警宪卫生人员消毒，毁去一切用物，封闭门户，禁止出入，有时即街道亦禁止交通。某日晨，突有人来邀余往诊，至吴县横街，其时该一带被划为疫区，街道已禁止交通。余被导由旁处侧门而入，穿过房屋二三进，见一四十余岁男性，患者卧床上，径望其颜面，目凹陷而两颧高凸，俨然一重症脱水之霍乱。诊之手厥冷，脉沉伏若无，下利、干呕、口渴、声嘶哑，余明知病已险殆，因病家之要求，乃书大剂四逆汤加别直参、乌梅肉、黄连，予之而返。翌日其人又来请复诊，谓药后下利渐止，呕亦大减。余诊之，脉已可捉摸得到，神情之间颇有转机状，因其小便尚极少，仍以原方加茯苓、泽泻以防尿中毒，嘱服一二剂，前后不过五六剂处方，始终不脱四逆汤，竟得痊愈。此病过程中，除服中药五六剂之外，绝未使用其他注射等疗法，因病家为逃避日寇军之处置，故延医服中药悉在秘密中进行，余因此得以证验本方之功效，然恐难免有幸中之讥，还望读者复核之。

四逆加人参汤（《伤寒论》）

【组成】附子、干姜各 4.5g，甘草 9g，人参 7g。

【调剂及用法】上四味，以水 300mL，煎至 100mL，去渣，一日分二回温服。

【方意解说】本方为四逆汤方中加人参。人参为著名兴奋性健胃强壮剂，主治胃机能衰弱之心下痞硬、按之濡者。本方即治四逆汤证之心下痞硬，胃及元气衰弱者。

【适应标的】《伤寒论》云：恶寒脉微而复利，利止亡血也，四逆加人参汤主之。

按：本方以吐利、厥冷、脉微、畏寒、心下痞等为标的。

【运用范围】霍乱吐利、衰弱性子宫出血、大失血后、脱水及心肌衰弱者。

【诸家治验】血脱及手足厥冷者，亟以本方，迟延则不可救。（方舆輗）

橘泉治一宫姓妇，年四十五岁，经停三月，忽然漏下，腹不痛而小腹胀滞下垂，血下成块，头晕，目黑，面色惨白，时时冷呕，脉沉微，身体不能转动，稍动则血下更多，余急命用醋炭熏法，并嘱仰卧勿稍动。速煎大剂四逆加人参汤，方用附子三钱、别直参五钱，频频呷服。一剂脉稍振、呕止、晕眩减，复诊与四逆加人参汤合温经汤，两剂而血止，调治旬日告痊。按此殆更年期子宫出血，设非四逆加人参汤之急救回阳，则恐温经汤不能单独发挥其效力。

茯苓四逆汤（《伤寒论》）

【组成】茯苓 10g，甘草、干姜、人参各 5g，附子 4g。

【调剂及用法】上五味，以水 500mL，煎至 200mL，去渣，一日分二回温服。

【方意解说】本方为人参四逆汤加茯苓。以茯苓主治心下悸、烦眩、瞤动或浮肿等水气为病，有镇静、利尿作用，用于厥逆、悸烦等证。本方证与真武汤证虽相似，但本方衰弱甚而悸瞤、烦躁者；真武汤证则主治水毒盛而心悸瞤动者。

【适应标的】《伤寒论》云：发汗、若下之，病仍不解，烦躁者，茯苓四逆汤主之。

按：本方以人参四逆汤证而有心悸、烦躁、瞤动等为标的。

【运用范围】霍乱、大失血、大吐下、大汗后。

【诸家治验】士州侯臣尾池治平女，患疫八九日，汗大漏，烦躁不得卧，脉虚数，四肢微冷，众医束手。时藩医员黑岩识道者在余塾，其父尚谦延余诊之，投以茯苓四逆汤，一二剂汗出，烦闷去，足微温矣。又：汤岛明神下谷口佐实卫妻，年四十许，经水漏下，一日下血块数个，精神昏聩，四肢厥冷，脉沉微，冷汗水流，众医束手。余以茯苓四逆汤，厥愈，精神复常。(《橘窗书影》)

通脉四逆汤 (《伤寒论》)
通脉四逆加猪胆汁汤 (《伤寒论》)
白通汤 (《伤寒论》)
白通加人尿猪胆汁汤 (《伤寒论》)

【组成】

(1) 通脉四逆汤

干姜 8g，附子、甘草各 5g。

(2) 通脉四逆加猪胆汁汤

上方加猪胆汁 5mL (冲入)。

(3) 白通汤

葱白四枚，干姜、附子各 4g。

(4) 白通加人尿猪胆汁汤

上方加人尿 (童便) 10mL (筛入)，猪胆汁 5mL (冲入)。

【调剂及用法】通脉四逆汤和白通汤各三味，分别以水 300mL，煎至 100mL，去渣，一日两回分服；或另加猪胆汁及人尿等，均为临时冲入药液内。

【方意解说】通脉四逆汤重用干姜为君，主治侧重于吐利，凡胃肠病吐利甚而致亡阳厥冷者尤佳；若干呕、烦躁不安者，加猪胆汁，以猪胆汁有降逆、止呕等作用之故。

姜、附合葱白之名白通，据山田氏谓：本方应有人尿，因人尿有"白通"之名称，与马尿名"马通"同意。然据他家之注释，则谓用葱白以通阳，故名"白通"。似以前说为是。本方姜、附、葱白较四逆汤之姜、附、甘草力峻，用于厥逆无脉者，药力发挥较迅速。若干呕烦躁者，加人尿、猪胆汁，其用意与通脉四逆汤之加猪胆汁同。

【适应标的】

（1）通脉四逆汤

《伤寒论》云：少阴病，下利清谷，里寒外热，手足厥逆，微脉欲绝，身反不恶寒，其人面色赤，或腹痛，或干呕，或咽痛，或利止脉不出者，通脉四逆汤主之。

又云：下利清谷，里寒外热，汗出而厥者，通脉四逆汤主之。

（2）通脉四逆加猪胆汁汤

《伤寒论》云：吐下已断，汗出而厥，四肢拘急不解，脉微欲绝者，通脉四逆加猪胆汁汤主之。

（3）白通汤

《伤寒论》：少阴病，下利，白通汤主之。

（4）白通加人尿猪胆汁汤

《伤寒论》：少阴病，下利，脉微者，与白通汤；利不止，厥逆无脉，干呕，烦者，白通加猪胆汁汤主之；服汤脉暴出者死，微续者生。

【运用范围】胃肠病、心脏衰弱。

【诸家治验】

（1）通脉四逆汤

吐利汗出，发热恶寒，四肢厥冷，脉微欲绝，或腹痛，或干呕，或咽痛者，用通脉四逆汤效。

（2）通脉四逆加猪胆汁汤

霍乱吐下太甚之后，脱汗如珠，气息微微，厥冷转筋，干呕不止，烦聩躁扰，脉微欲绝者，死生系于一线，非此方则不能挽回。服后脱汗烦躁俱止，小便利者为佳兆，若无猪胆以熊胆代之。又诸四逆汤，共证皆无不危笃；而此为最重极困之证，宜查明参究，以了其意。（《类聚方广义》）

（3）白通汤

白通汤疗伤寒泄利不已，口渴不得不食，虚而烦。（《肘后方》）

白通汤治下利腹痛，厥而头痛者。（《方极》）

（4）白通加人尿猪胆汁汤

大吐泻后，面目无神，虚寒厥冷，其冷发自指里，心下膨满，烦躁。夏月霍乱，亦间有此等证，服微欲绝，或全绝，世医虽知用附子理中等回阳之剂，而忘治其心下之膨满，故投药不效。此时用此方，胜参附理中十倍。大吐泻后，心下所以痞塞者，以脾胃暴虚，虚气与余邪搏结，聚于心下故也。用此方以附子、干姜回阳，猪胆压痞塞，葱白温下元，人尿之镇坠下行，引肾中欲飞腾之阳气归源。一方而四能备，仲景方之精如此，奈世之盲庸视而弗见也。此方不但治霍乱吐泻，凡中风卒倒，小儿慢惊，其他一切暴卒之病，脱阳之征，皆建奇效，要以心下痞塞为标准耳。（《餐英馆治疗杂话》）

甘草附子汤（《伤寒论》）

【组成】甘草 7g，附子 14g，白术 20g，桂枝 10g。

【调剂及用法】上四味，以水 500mL，煎至 200mL，去渣，一日分三回温服。

【方意解说】本方即桂枝甘草汤加白术、附子，又为苓桂术甘汤易茯苓以附子。用术、附以驱水毒，治身体微肿。桂合附则温运血行，治恶风不欲去衣。甘草缓急迫之疼痛，附、草合用，更能发挥缓解拘挛疼痛之功效，对于掣痛不得屈伸等，可谓丝丝入扣耳。

【适应标的】《伤寒论》云：风湿相搏，骨节疼烦，掣痛不得屈伸，近之则痛剧，汗出短气，小便不利，恶风不欲去衣，或身微肿者，甘草附子汤主之。

【运用范围】风湿性关节炎。

【诸家治验】骠骑使吴谐，以建元元年八月二十六日，始觉如风，至七日，卒起便顿倒，髀及手皆不遂，通引腰背疼痛，通身肿。心多满，至九月四日，服此汤一剂，通身汗流，即从来所患悉愈。本方不用生姜，既有附子，今加生姜三钱。（《外台》引古今录验附子汤即本方也）

橘泉治一慢性淋毒性关节炎，患者张姓，宿患淋病，继发关节炎，而膝肿剧痛，曾经注射及电疗，治愈已数年，但常常复发。每遇气候阴湿，或劳动则发作。发时步履不能，转动不得，是时以注射疗法无效，邀余诊之。膝胫有轻度浮肿，小便不利，脉沉细，微恶寒，舌苔厚腻。以本方加土茯苓、生米仁等，连服十余剂，痛止肿消。后以此方为丸常服，两年未见复发。

干姜附子汤（《伤寒论》）

【组成】干姜、附子各 4g。

【调剂及用法】上二味，以水 300mL，煎至 100mL，去渣顿服。

【方意解说】本方即四逆汤去甘草，以干姜合附子二味，取其刺激兴奋之力峻。用治胃肠病里虚寒证，见吐逆、吐涎沫、口噤、四肢厥冷等。

【适应标的】《伤寒论》云：下之后复发汗，昼日烦躁，不得眠，夜而安静，不呕不渴，无表证，脉沉微，身无大热者，干姜附子汤主之。

按：本方以暴中风冷，或积久痰水，心腹冷痛，吐逆厥冷等为标的。

【运用范围】霍乱及急慢性胃肠病、心脏病。

【诸家治验】附子散（即本方为散）治寒痰反胃者。（《名医方考》）

干姜附子者因汗下误施，致变此证，与甘草干姜之烦躁略似。然彼因误治，病势激动而致急迫；此则为误治而病加重，又无急迫之证，唯精气脱甚，是以此用附子，彼用甘草也。（《类聚方广义》）

附子粳米汤（《金匮要略》）

【组成】附子、甘草各 4g，粳米 16g，半夏 7g，大枣 10g。

【调剂及用法】上五味，以水 700mL，煎至 200mL，去渣，一日分三回温服。

【方意解说】本方之附子有振奋机能兼镇痛之效，半夏、粳米为和胃镇呕剂，大枣、甘草为缓和剂。用于虚寒性胃肠病、肠鸣、腹痛、呕逆等证。

【适应标的】《金匮要略·腹满寒疝宿食病脉证治》云：腹中寒气，雷鸣切痛，胸胁逆满，呕吐，附子粳米汤主之。

【运用范围】肠疝痛、胃痉挛、慢性衰弱性胃肠病、慢性腹膜炎、胃癌之初期、慢性胃炎、肠蠕动不安。

【诸家治验】若胃寒甚，服药而翻者，宜附子粳米汤加丁香、砂仁。（《证治要诀·翻胃门》）

若胃中寒甚，呃逆不已，或复呕吐，轻剂不能取效，宜附子粳米汤加川椒、丁

香。(《证治要诀·呃逆门》)

下脘以下绕脐，其胁下、腰间雷鸣切痛，或呕或泻者，乃附子粳米汤证，是寒疝也，腹中腰间必觉冷气，而心下不痞硬。(《腹证奇觉》)

此方不但治寒疝雷鸣切痛，即澼饮、腹痛甚者亦宜。(《方函口诀》)

一壮夫病梅毒七年，两足拘挛不起，易医数十不愈。余诊之，气韵饮食如常，脉运缓，腹无他病，唯脐下有癖筑筑然，余曰：是疝也，与附子粳米汤，三十日许，脚徐徐得伸，经二百日许，而复愈。(《漫游杂记》)

一女子四十余，下利，腰痛，膝胫时发微肿，脉沉结，微喘，潮热，食壳日一二盏，腹底有癥瘕，摇动则不省人事。余曰：此下利由于癥瘕，腰间兼有积冷，与附子粳米汤服之，百余日而愈。(同上)

樋口长吉过食鱼肉，心腹刺痛欲死，与备急圆，吐利数行，痛稍安，因与黄连汤；一夜大发呕吐，饮食不能入，苦闷甚，乃服甘草粉蜜汤，呕吐渐收。后发寒疝，少腹急痛雷鸣，甚者迫于胸中，自汗出欲死，先与附子粳米汤，发则兼用大建中汤，数旬而诸症全和，其人始苏息。(《橘窗书影》)

丹波侯老臣铃木与左卫门之女，年十九，小腹有块，自心下至小腹拘急而痛，时时冲逆，痛甚不可按，默默不欲饮食，脉微细，足微冷，医以为郁劳，与药不愈。余诊之曰：此寒疝也，乃与解急蜀椒汤（即本方合大建中汤）。服数日，冲逆止，小腹之块渐消，但腹里拘急，饮食不进，与小建中汤加蜀椒，渐次快愈。(同上)

四、泻心汤类

泻心汤（《金匮要略》）

【组成】大黄6g，黄芩、黄连各3g。

按：本方又名三黄泻心汤，或称三黄汤。

【调剂及用法】上三味，以沸水150mL泡浸之，再煎沸，去渣顿服。

【方意解说】本方之大黄，不仅用作泻下剂，与芩、连合用，发挥协同作用于炎症充血之消退，芩、连二味又主治心下部之痞塞感，故用于急性胃炎、上部充血性炎症、出血诸症。

【适应标的】《金匮要略·惊悸吐衄下血胸满瘀血病脉证治》云：心气不足，吐血、衄血，泻心汤主之。

【运用范围】高血压、脑充血、脑出血、咯血、吐血、衄血、充血性结膜炎、癫痫、急性胃炎、妇人更年期逆上证、面红耳赤之升火感等。

【诸家治验】衄血用诸药无效者，用三黄泻心汤加荆芥，有奇效。（《先哲医话》引惠美宁固云）

恶疮三十年不愈者，本方为散，洗疮净，粉之，日三，无不瘥。（《肘后方》）

巴郡太守奏：三黄圆治男子五劳七损，消渴不生肌肉，妇人带下，手足寒热。（《千金方》）

陆渊雷云：今验结核病，宜本方者颇多。

集验疗黄疸，身体面目皆黄，本方为散，食前服方寸匕，日三服，亦可为丸服。（《外台秘要》，《千金方》同）

三黄丸治丈夫、妇人三焦积热，上焦有热攻冲，眼目赤肿，头项肿痛，口舌生疮；中焦有热，心膈烦躁，不美饮食；下焦有热，小便赤涩，大便秘结，五脏俱热。即生背疖疮痍，及治五般痔疾，粪门肿痛或下鲜血。三味等分为丸，如梧桐子大，每服三十丸，热水送下，小儿积热亦宜服之。（《和剂局方》）

泻心汤治卒倒不省人事，心下痞坚，痰喘急迫者。又卒倒瘛疭，口噤不知人事，手足逆冷，脉沉迟者，或狂癫痴痫，皆主之。（《松原家藏方》）

凡痫家虽有数百千证，治之莫如三黄泻心汤，其眼胞惰而数瞬，呼吸迫促如唏之类，效最彰。如欲常服，宜作丸剂，然其效稍缓。又云：痫冲突甚（卒然冲膈，似冲心而非者），不见异证者，宜辰砂丸（辰砂、大黄、铁粉，疗惊痫），其自汗甚者，亦因冲突而然，宜三黄泻心汤，甚者加牡蛎主之。又云：发狂无如三黄泻心汤，兼用瀑布泉为妙。又云：小儿惊搐，多宜本方。（《芳翁医谈》）

经血逆出于口鼻，先哲说云：火载血而上也，然龚云林有治验，用四物汤，以大黄代生地黄，加童便，甚有理。往年新街酒家茨木屋之下婢患此疾，初则吐衄，后眼耳十指头皆出血，至于形体麻木，手足强直。余投以泻心汤，不出十日而血止，后以回生汤调理而复原。此为逆经中最剧者。（方舆輗）

本方吐血、衄血、下血，及气逆、血晕，或发狂，或痫癖，是为的治，能镇心气、理血脉之剂也。故旁治心下郁热上冲至眼，血膜攀睛，或胃火上逆、口臭、舌衄、牙疳、齿衄者，加羌活、石膏益妙。（《用方经权》）

大黄黄连泻心汤（《伤寒论》）

【组成】大黄 6g，黄连 3g。

按：一云应有黄芩，与泻心汤同。

【调剂及用法】上二味，沸水 100mL 渍之，须臾绞汁去渣，分二回服。

【方意解说】见前方。

【适应标的】《伤寒论》云：心下痞，按之濡，其脉关上浮者，大黄黄连泻心汤主之。

又云：伤寒大下后，复发汗，心下痞，恶寒者，表未解也，不可攻痞，当先解表；表解，乃可攻痞。解表宜桂枝汤，攻痞宜大黄黄连泻心汤。

【运用范围】同前方。

【诸家治验】大久保要人，年可二十。疹收后，衄血不已，四五日心下痞闷，身热不退。因与大黄黄连泻心汤，泻下数行，衄止后，两目微疼，黄昏不能见物，如雀目，持前剂十四五日所，前症复原。

本方（二味方）治心烦、心下痞，按之濡者；泻心汤（三味方）治心气不定（《千金方》与《方极》，"不足"作"不定"），心下痞，按之濡者。（《方极》）

半夏泻心汤（《伤寒论》）

【组成】半夏 9g，黄芩、干姜、甘草、人参、大枣各 6g，黄连 3g。

【调剂及用法】上七味，以水 500mL，煎至 200mL，去渣，一日分三回温服。

【方意解说】本方以半夏去胃内之停水，而止呕吐。黄连、黄芩能消退胃肠之炎症，因二味为苦味健胃药也。人参、干姜能兴奋胃肠之血行，促胃肠机能之回复。甘草、大枣以调和诸药，强化其协同作用。

【适应标的】《伤寒论》云：伤寒五六日，呕而发热者，柴胡汤证具，而以他药下之，柴胡证仍在者，复与柴胡汤；此虽已下之，不为逆，必蒸蒸而振，却发热汗出而解。若心下满而硬痛者，此为结胸也，大陷胸汤主之；但满而不痛者，此为痞，柴胡不中与之，宜半夏泻心汤。

按：本方以心下痞、恶心、呕吐、食欲不进、胃内停水、胃部有抵抗增加或伴有肠鸣下利，舌有白苔等为标的。

【运用范围】胃肠病、胃炎、肠炎。

【诸家治验】下利如休息，而无脓血，唯水泻，时或自止，则腹胀，泻则爽然，而日渐羸惫，面色萎黄，恶心，吞酸，时腹自痛者，与半夏泻心汤，兼用笃落丸（一味大黄为丸）为佳，且宜常服。（《芳翁医谈》）

痢疾腹痛，呕而心下痞硬，或便脓血者，及饮食汤药下腹，每辘辘有声而转泄者，可选用本方，或甘草泻心汤及生姜泻心汤，每有著效。（《类聚方广义》）

本方治疝瘕积聚，痛侵心胸，心下痞硬，恶心，呕吐，肠鸣，或下利等；若大便秘者，兼用陷胸丸。（同上）

生姜泻心汤（《伤寒论》）
甘草泻心汤（《伤寒论》）

【组成】

（1）生姜泻心汤

半夏、生姜各 9g，黄连 3g，黄芩、干姜、甘草、人参、大枣各 6g。

（2）甘草泻心汤

半夏 10g，黄连 2g，黄芩 5g，干姜 5g，甘草 7g，人参 5g，大枣 5g。

按：宋本《伤寒论》"甘草泻心汤"之脱落人参，非是，应据《金匮要略》。

【调剂及用法】前方八味，以水 500mL，煎至 200mL，去渣，一日分三回温服。后方七味，煎服同前。

【方意解说】生姜泻心汤即半夏泻心汤中减轻干姜之量，而加入生姜。生姜有健胃驱水作用，故用于半夏泻心汤证之干噫食臭，胁下有水气，腹中雷鸣等胃肠内停水显著者。甘草泻心汤为半夏泻心汤中加重甘草之量，以甘草为缓和急迫之药，用于半夏泻心汤证之心烦不安，胃虚气上逆者，可知仲景方之组合严谨而有法度也。

【适应标的】

（1）生姜泻心汤

《伤寒论》云：伤寒汗出，解之后，胃中不和，心下痞硬，干噫食臭，胁下有水气，腹中雷鸣不利者，生姜泻心汤主之。

（2）甘草泻心汤

《伤寒论》云：中风，医反下之，其人下利，日数十行，谷不化，腹中雷鸣，心下痞硬而满，干呕，心烦不得安。医见心下痞，谓病不尽，复下之，其痞益甚。此非结热，但以胃中虚，客气上逆，故使硬也，甘草泻心汤主之。

《金匮要略》"狐惑病篇"云：狐惑之为病，状如伤寒，默默欲眠，目不得闭，卧起不安，蚀于喉为惑，蚀于阴为狐。不欲饮食，恶闻食臭，其面目乍赤，乍黑，乍白，蚀于上部则声喝，甘草泻心汤主之。

【运用范围】胃肠病、急慢性胃肠炎。

【诸家治验】

（1）生姜泻心汤

凡患噫气干呕，或嘈杂吞酸，或平日饮食每觉恶心烦闷，水饮升降于胁下者，其人多心下痞硬，或脐上有块者，宜服此方。（《类聚方广义》）

余前治京师只园町依势屋长兵卫者，病泄泻，心下痞硬，水泻呕逆，濒死矣。余知其病非大暝眩不治，乃作生姜泻心汤三剂与之。是日七时大吐泻，病人气绝，于是家内骚动，集诸医诊之，皆曰已死。因急招余，余又往诊之，则色脉呼吸皆绝，然去死不足二时，以药灌其口中，仍能通下。其夜九时，其人如梦初醒，开目见族人相集，惊疑莫定，乃言昼间因大吐泻乏气力，自觉神倦入睡，固不知其他也。既而呼饥食，食饭三小碗，脉息如常，病已霍然，翌朝更强健。此人幼年有呕吐癖，常食粥为生，虽至四十余岁，偶食未曾经食之物，必呕吐。自此病愈后，任何食物不吐，享年七十岁，可知病固有置之死地而后生者。（《医事或问》）

一男子年三十余，心下痞塞，左胁下凝结，腹中雷鸣，过食则必下利，如此者六年，先生用生姜泻心汤而愈。（《成绩录》）

（2）甘草泻心汤

此方主胃中不和之下利，故以谷不化、雷鸣下利为目的，若非谷不化而雷鸣下利者，"理中""四逆"所主也。《外台》作水谷不化，与清谷异文，可从。又用于产后之口糜烂，有奇效。此等处芩连反有健胃之效。（《方函口诀》）

本方治走马牙疳特有奇验。（《温知医谈》）

福地佐兵街妻，年二十五六。产后数月，下利不止，心下痞硬，饮食不进，口糜烂，目赤肿，脉虚数，羸瘦甚，乃与甘草泻心汤服之，数十日下利止，诸症痊愈。（《橘窗书影》）

松平铁之丞室，年二十余。妊娠有水气，至产后不去，心下痞硬，雷鸣下利，口中糜烂，不能食咸味，仅啜稠粥，噫气吐酸水，医多以为不治。余以为口糜烂，为胃中不和之证，与甘草泻心汤。数日而痞硬去，食少进，益连服之，口中和，酸水止，而水气下利，依然尚存，乃与四苓加车前子，旬余两证痊愈。（同上）

橘泉曾治一慢性胃肠病消化不良患者，年约四十。宿嗜酒，初则晨起吐清水，嗳气频频，继则胃中有振水音，肠鸣下利，偶食不易消化物或荤腻，则下利频繁，循致消瘦无力，诸治无效。某医院诊断为胃扩张肠弛缓，谓无药可治。余诊得脉滑数，舌白腻，心下痞硬，复诊腹壁弛缓，胃肠有蓄水证，乃用生姜泻心汤，连服十余剂而愈。

附子泻心汤（《伤寒论》）

【组成】附子、黄连、黄芩各 3g，大黄 6g。

【调剂及用法】上四味，以沸水 100mL，泡浸后三味，须臾绞去渣，和入附子汁，一日分二回温服。

【方意解说】本方即泻心汤内加附子。附子主治细胞机能沉衰之恶寒，有振奋作用。用于泻心汤证而有恶寒、但欲寐、四肢微冷等证者。

【适应标的】《伤寒论》云：而复恶寒汗出者，附子泻心汤主之。

【运用范围】老人及衰弱体质之急慢性胃炎，出血性疾患之兼心机衰弱者。

【诸家治验】老人停食，瞀闷晕倒，不省人事，心下痞满，四肢厥冷，面无血色，额上冷汗，脉伏欲绝，其状仿佛中风者，谓之食郁食厥，宜附子泻心汤。（《类聚方广义》）

此方所治者为邪热有余而正阳不足。设治邪而遗正，则恶寒益甚；或补阳而遗热，则痞满益增。此方寒热补泻并投互治，诚不得已之苦心，然使无法以制之，鲜不混而无功矣。方以沸水渍寒药，别煮附子取汁，合和与服，则寒热异其气，生熟异其性，药虽同行而功则各奏，乃先圣之妙用也。（尤在泾）

橘泉按：泻心汤之三黄，自以沸水泡渍为佳，因其苦味质易于浸出故。尤其是大黄，更不宜煮，煮热则泻下之效反逊，最好以温沸汤或凉水浸渍，其效尤著。而附子则宜煮取其汁。本方之调制方法确甚合理，然非如尤氏所谓寒热异其气，生熟异其性也。至于三黄之健胃消炎，以治邪热，附子之振奋机能，以治肠寒，原是标本并顾之妙法，亦无需法以制之耳。古人之论医，每有捕风捉影之蛇足，若此者，反将真理泯灭矣。

黄连汤（《伤寒论》）

【组成】黄连、干姜、大枣、甘草、桂枝、人参各 5g，半夏 10g。

【调剂及用法】上七味，以水 500mL，煎至 200mL，去渣，一日分三回温服。

【方意解说】本方即半夏泻心汤之黄芩易桂枝，共用亦异。方中之黄连、人参，有健胃消炎之功，桂枝、干姜，温运血行而止腹痛，半夏止呕吐，甘草、大枣和胃肠，以调剂诸药之间，而发挥其协同的作用。用于急性胃肠炎、呕吐、腹痛、痞硬、下利或便秘等胃肠疾患，至合理想。

【适应标的】《伤寒论》云：伤寒，胸中有热，胃中有邪气，腹中痛，欲呕吐者，黄连汤主之。

【运用范围】胃肠型流感、消化不良性胃炎、急性胃肠炎、胃酸过多症。

【诸家治验】本方治痘疮，热毒在胃中，以致腹痛甚者，欲呕吐。（《保赤全书》）

此方治腹痛、恶心而有呕气者，其痛自心下至脐上者。（方舆輗）

本方治霍乱（橘按：指急性胃肠炎之吐泻者）疝瘕，攻心腹痛，发热上逆，心悸欲呕吐及妇人血气痛，呕而心烦，发热头痛者。（《类聚方广义》）

余常用此方治霍乱吐泻腹痛，应效如神，盖以其逐邪安正，能和阴阳也。（丹波元坚）

芝三岛街害肆和泉屋市兵卫妻，年四十余，感暑邪，呕吐腹痛，心下烦闷，与黄连汤加茯苓，病大安。（《橘窗书影》）

橘泉每用本方治夏秋季节之急性胃肠炎，呕吐、腹痛、下利，大便或不畅，即俗称"暑秽霍乱"者，往往应手而效，然以腹绞痛（俗称绞肠痧）为标的。

黄连解毒汤（《外台秘要》）

【组成】黄连 3g，黄柏 7g，黄芩 6g，栀子 9g。

【调剂及用法】上四味，以沸水 200mL，泡浸须臾，绞去渣，一日二三回分服。

【方意解说】本方之黄连、黄芩，主治炎症充血性心下痞，栀子、黄柏消炎而兼利尿，与芩、连协同，而奏强力的消炎、解热、解毒作用。用于一切热性病之充血炎症、出血诸疾患，有卓著之功效。

【适应标的】本方以烦热、心下痞闷、精神不安、不寐、小便赤涩、肿红热痛或鼻衄诸出血等为标的。

【运用范围】诸热性疾患，咯血、吐血、衄血、脑充血、血尿、精神病、痛疽、疮疖赤肿疼痛、急性炎症性黄疸、出血性斑疹、急性胃及胆管炎。

三黄石膏汤（《伤寒六书》）
栀子金花汤（《张氏医通》）

【组成】

（1）三黄石膏汤

黄连、麻黄各 3g，黄芩 6g，黄柏 7g，栀子、豆豉各 9g，石膏 20g。

（2）栀子金花汤

前方加大黄 6g。

【调剂及用法】前方六味，先煮麻黄、豆豉至 50mL，另以沸水 150mL，泡浸三黄、栀子，须臾绞去渣，和入麻、豉汁，一日分三回温服。

【方意解说】本方以黄连解毒汤加麻黄、豆豉、石膏。麻、豉用为发表药，石膏治烦渴，对于黄连解毒汤证而有表证之头痛、无汗、烦渴、喘咳者，有卓效。若兼便秘者加大黄，即栀子金花汤。

【适应标的】大热烦渴、胸闷气喘、无汗、头痛，脉浮洪大等证为标的；如大便秘结者，用栀子金花汤。

【运用范围】急性热性病、麻疹、猩红热、鼻衄、出血性斑疹等。

【诸家治验】橘泉治一麻疹患者，年八九岁，女性。病经六七日，壮热如火，大烦渴，恣饮，两目赤肿，疹发嫩红，色紫成片，皮肤干燥，几可灼手，呼吸气粗，鼻衄如注，脉洪大无伦，小便赤涩，谵语，腹部濡软，大便不行，舌布白苔。先由某西医诊治，主张用冰罨脑部，否则有昏痉之变云云。病家不同意，乃服余之处方，即本方加紫草根 10g。是夜得大汗，而热著减，鼻衄止，目赤肿仍然，疹色略转红，而呼吸仍粗，大得寐。翌日复诊，原方加大黄后，大便下极臭恶，诸症悉退，三日后疹收而愈。

干姜黄芩黄连人参汤（《伤寒论》）

【组成】干姜、黄芩各 4g，黄连 2g，人参 3g。

【调剂及用法】上四味，以水 500mL，煎至 200mL，去渣，一日分三回温服。

【方意解说】本方之芩、连为苦味健胃药，且有消炎作用。干姜亦刺激性健胃药，且兼镇呕作用，干姜与人参合用，为振奋强壮性健胃整肠剂。芩、连、参、姜协力作用的发挥，对于胃肠病而有虚寒倾向者，最合理想也。

【适应标的】《伤寒论》云：伤寒本自寒下，医复吐下之，寒格。更逆吐下，若食入口即吐，干姜黄芩黄连人参汤主之。

【运用范围】慢性胃肠炎、胃肠弛缓症、胃扩张、神经性呕吐。

【诸家治验】反胃心胸郁热，心下痞硬或嘈杂者，宜此方。（《类聚方广义》）

此方治膈有热，吐逆不受食者，与半夏、生姜止诸呕吐药无寸效者，有特效。又治噤口痢。（《方函口诀》）

厚朴生姜半夏甘草人参汤（《伤寒论》）

【组成】厚朴、生姜各 7g，半夏 9g，甘草 5g，人参 3g。

【调剂及用法】上五味，以水 500mL，煎至 200mL，去渣，一日分三回温服。

【方意解说】本方以厚朴之健胃治痞胀，生姜、半夏之止呕，而去胃肠间之停水，和以甘草，调剂姜、夏、朴之刺激，人参为强壮性健胃和中药，故主治胃虚而痞满、呕逆或泄泻而腹胀者。

【适应标的】《伤寒论》云：发汗后，腹胀满者，厚朴生姜半夏甘草人参汤主之。

按：本方以痞满、呕吐、腹胀或吐泻后胃虚弱，胸满而有呕气者为标的。

【运用范围】急慢性胃肠炎、胃弛缓、胃扩张。

【诸家治验】喻嘉言云：移本方治泄后腹胀，其验。（《尚论篇》）

治霍乱吐泻（按：即急性胃肠炎）之后，腹犹满痛，有呕气者，所谓胀满，非实满也。（《类聚方广义》）

孙召治一女子，心腹胀满，色不变。经曰：三焦胀者，气满皮肤，硁硁然石坚，遂以仲景厚朴生姜半夏甘草人参汤下保和丸，渐愈。（《证治大还》）

治总戎陈孟庸泻利，腹胀作痛，服黄芩、白芍之类，胀急愈甚，其脉洪盛而数，按之则濡，气口大三倍于人迎。此湿热伤脾胃之气也，与厚朴生姜半夏甘草人参汤，二剂痛止胀减，而泻利未已。与干姜黄芩黄连人参汤，二剂泻利止，而饮食不思。

与半夏泻心汤,二剂而安。(张石顽)

小陷胸汤(《伤寒论》)

【组成】黄连 5g,半夏 15g,瓜蒌 9g。

【调剂及用法】上三味,以水 300mL,煎至 150mL,去渣,一日三回分服。

【方意解说】本方以黄连之苦味健胃,且具强力消炎作用,治胃部炎症性精神不安。半夏逐水、祛痰、镇呕、镇咳。瓜蒌实解热、镇咳、镇痛。三味协同作用,用于心下痞塞压痛或呼吸促迫及咳嗽胸痛等。

【适应标的】《伤寒论》云:小结胸病,正在心下,按之则痛,脉浮滑者,小陷胸汤主之。

按:本方以心下痞,按之痛,心中烦不安,脉浮滑者为标的。

【运用范围】胃酸过多、急性胃炎、十二指肠炎、支气管炎、肺炎等之胸痛喘咳和黏痰难以咯出者。又,炎性黄疸。

【诸家治验】工部郎中郑忠厚患伤寒,胸腹满,面黄如金色,诸翰林医官商议略不定,推让曰:胸满可下,恐脉浮虚。召孙兆至,曰:诸公虽疑不用下药,郑之福也,下之必死。某有三服药,服之必瘥。遂下小陷胸汤,寻利,其病良愈。明日黄色退,京城人称服。(《医学纲目》)

又孙主簿述之母,患胸中痞急,不得喘息,按之则痛,脉数且涩。此胸痹也,因与仲景三物小陷胸汤,一剂即和,二剂而愈。(同上)

橘泉治一孕妇,先患恶阻,呕吐痰沫,经某医注射黄体酮等,呕稍减。一日因感冒夹食滞,发热,咳嗽,胸闷,心下痛,欲呕不吐,懊侬不安,通宵不眠。余诊之,心下有压痛,脉浮滑,舌白腻,以三物小陷胸汤两剂而安。继以小半夏加茯苓汤数剂,恶阻泛恶等悉瘥。

栀子豆豉汤(《伤寒论》)

附:栀子甘草豉汤、栀子生姜豉汤、栀子大黄汤、枳实栀子豉汤、栀子柏皮汤。

【组成】生栀子 5g,香豆豉 8g。

【调剂及用法】上两味，以水 150mL，先煎栀子至 70mL，再入香豆豉，煎至 50mL，去渣顿服。

【方意解说】栀子解热、消炎，配以豆豉为解热、解毒、消炎剂。本方主治心中懊侬，虚烦不眠等，若有兼症者，对证用栀豉加减诸方。

【适应标的】《伤寒论》云：阳明病下之，其外有热，手足温，不结胸，心中懊侬，饥不能食，但头汗出者，栀子豉汤主之。

又云：下利后更烦，按之心下濡者，为虚烦也，栀子豉汤主之。

又云：发汗吐下后，虚烦不得眠。若剧者，必反复颠倒，心中懊侬，栀子豉汤主之；若少气者，栀子甘草豉汤（栀子、甘草各 4g，香豉 8g）主之；若呕者，栀子生姜豉汤（栀子 3g，生姜、香豉各 6g）主之。

又云：大病瘥后，劳复者，枳实栀子豉汤（枳实 3g，栀子 2.5g，香豉 7g）主之；若有宿食者，加大黄（约 8g）服之愈。

又云：酒疸，心中懊侬，或热痛，枳实栀子大黄汤（枳实 7g，大黄 8g，栀子 5g，香豉 20g）主之。

又云：伤寒身热发黄者，栀子柏皮汤（栀子 14g，黄柏 12g，甘草五 5g）主之。

又云：伤寒，医以丸药大下之，身热不去，微烦者，栀子干姜汤（栀子 10g，干姜 3g）主之。

【运用范围】急性胆管炎、炎性黄疸心中懊侬者，急性胃及食道炎，各种热性病之出血、心烦不安、心胸痛、口内炎、酒毒证等。若便秘者加大黄，前证而有呕者加生姜，若急迫者加甘草，心下痞硬者加枳实。

【诸家治验】有患伤寒者，十余日，身热无汗，怫郁不得卧，时发声如叹息，医皆不知是何证。余曰：懊侬怫郁之证也，投栀子豉汤，一剂而去其半，再以大柴胡汤下燥粪数枚而安。（《名医类案》）

邑民金五郎之妻，年二十五，血下数日（按：殆系月经子宫出血），身倦，心烦微热，服药无效。予以栀豉汤二帖，血下减半，继以原方数剂而愈。（《腹证奇览》）

又月同老妃，年七十余，鼻衄过多，用所有止血方，均无效。余问其症，有虚烦之状，因与本方。四五日后来谢曰：良方也，今已愈矣。（同上）

按：本方治有热而心烦之出血，有清凉、镇静、止血之佳效。

松川世德氏曰：松川村兵藏，便血数月，服药后虽渐愈，然身体无色（按：殆系贫血萎黄），面上及两足浮肿，心中烦悸，头微痛，时呕，寸口脉微，与栀子生姜豉汤数剂而愈。

按：此殆痔疾炎肿之出血。

东洞翁曰：伤寒发热，发黄疸，心中烦者，以栀子柏皮汤，每应手而效。

橘泉按：栀子豉汤主为胆管炎之清凉、解热、解毒消炎剂，据余之经验，凡炎性黄疸，以本方加茵陈，有非常显著之妙效。

茵陈蒿汤（《伤寒论》）

【组成】茵陈蒿 3g，栀子、大黄各 7g。

【调剂及用法】上三味，以水 150mL，煎至 70mL，去渣，一日分二三回服。

【方意解说】茵陈蒿为著名的黄疸专药，有清凉、利尿、胆道消炎、清利胆汁之作用。栀子亦为利胆、消炎药。大黄为世所公认的健胃泻下药。三物综合主治卡他（炎症）性黄疸，作清凉、利胆、消炎、利尿之治疗，颇为合理。且炎性黄疸，往往便秘，故配以大黄不仅甚合理，且实际经验上效果极佳。

【适应标的】《伤寒论》云：阳明病（按：阳明病系指肠胃病），发热汗出者，此为热越，不能发黄也；但头汗出，身无汗，剂颈而还，小便不利，渴引水浆者，此为瘀热在里，身必发黄，茵陈蒿汤主之。

又云：伤寒七八日，身黄如橘子色，小便不利，腹微满者，茵陈蒿汤主之。

《金匮要略》云：谷疸之病，寒热不贪，食即头眩，心胸不安，久久发黄为谷疸，茵陈蒿汤主之。

按：古人所谓"瘀热在里""谷疸"等，殆均系由胆管炎、胆石等而发之黄疸。

【运用范围】炎性黄疸，有心烦身热者，脚气、口舌疮或眼结膜炎等症，用本方清热、利尿、通大便以治之。

【诸家治验】一男子，年三十余，面目、身体浮肿而发黄，宛如橘子色，小便赤如柏汁，心胸苦闷，烦热，腹满不能饮食，余与本方，十二三日而愈。（《古方便览》）

伏见屋重兵卫，年三十。心中懊侬，水药入口即吐，经日益甚。先生视之，眼中黄，心下满，按之则痛，乳下扇动，紊乱不定（按：即心悸亢进）。告之曰：此瘀热在里也，不治当变黄色。乃与食盐汤探吐，吐出冷水，更与茵陈蒿汤，下黑粪，凡十五日而复常。（《生生堂治验》）

按：以上两条均为胆管炎性黄疸。

五、五苓散类

五苓散（《伤寒论》）

【组成】白术、猪苓、茯苓各90g，桂枝60g，泽泻120g。

【调剂及用法】上五味，共研细末，每回服3g，一日三回，开水冲服，或作煎剂。

【方意解说】本方之猪苓、茯苓、白术、泽泻四味，有调整体内液体和利尿作用，能去胃肠内之停水，并治浮肿。桂枝解表助血行，协力前四味之利尿，以治因体液偏颇或停蓄而起之眩晕、呕吐、口渴、心悸、小便不利等证。

【适应标的】《伤寒论》云：太阳病，发汗后，大汗出，胃中干，烦躁不得眠，欲得饮水者，少少与饮之，令胃气和则愈；若脉浮、小便不利、微热，消渴者，五苓散主之。

又云：发汗已，脉浮数，烦渴者，五苓散主之。

又云：伤寒汗出而渴者，五苓散主之。

又云：中风发热，六七日不解而烦，有表里证，渴欲饮水，水入则吐者，名曰水逆，五苓散主之。

又云：病在阳，应以汗解之；反以冷水潠之，若灌之，其热被劫不得去，弥更益烦，肉上粟起，意欲得水，反不渴者，服文蛤散；若不瘥者，与五苓散。

又云：太阳病，寸缓、关浮、尺弱，其人发热汗出，复恶寒，不呕，但心下痞者，此以医下之也；如其不下者，病人不恶寒而渴者，此转属阳明也。小便数者，大便必硬，不更衣十日，无所苦也；渴欲饮水，少少与之，但以法救之，渴者宜五苓散。

又云：霍乱，头痛，发热，身疼痛，热多欲饮水者，五苓散主之；寒多不用水者，理中丸主之。

按：本方以小便不利、口渴，或呕吐、头眩、心悸、汗出而烦、浮肿等证为标的。

【运用范围】胃弛缓、胃扩张、胃下垂等胃中有振水音者，流行感冒性浮肿、肾脏病，或心脏瓣膜病伴起之浮肿，霍乱、急性胃肠炎瘥后之口渴、尿量减少、水样性下利。

【诸家治验】霍乱吐下后，厥冷烦躁，渴饮不止，水药共吐者，严禁汤水、果物；每欲饮水，辄与五苓散，不过三剂，呕吐烦渴必止；吐渴既止，则必厥，复发热，身体惰痛，仍用五苓散，则漐漐汗出，诸症脱然而愈。是五苓散、小半夏汤之别也。（《类聚方广义》）

此方治眼患，略似苓桂术甘汤，而彼以心下悸、心下逆满、胸胁支满上冲等证为目的；此以发热、消渴、目多眵泪、小便不利为目的。二方俱以利小便为治也。（同上）

橘泉治霍乱吐泻（不拘急性胃肠炎或真性虎列拉），于其病势顿挫后，烦躁、口渴、小便不利时，辄用本方作煎剂，以防续发尿中毒，颇得良效，例不胜举。曾记一例已呈尿毒症状者，以本方竟得救。患者顾姓，女性，年三十余，住苏州阊门同乐坊，1943年秋患霍乱，先由某医院注射生理食盐水十七八磅，住院四五日，院方认为已脱险而出院。返家后，因干呕频频，烦躁，口渴，饮水入口即呕吐，通宵不眠，小便点滴不行，且呈朦胧糊语状，邀余诊。余至病榻前，即得一股尿臭气，初以为患者尿于床褥，但检查细询，据称大便已二三日不下，小便亦二十四小时不行矣，该尿臭竟由患者口中喷出。余曰："此已成尿中毒，为霍乱后常见之续发证，危险之至，预后多不良，余虽有一方，恐亦鞭长莫及。"为拟一大剂五苓散加茅根、西瓜皮、滑石三味，作煎剂，并谆嘱病家，不如再送医院，用注射剂利尿，以资急救，因内服汤剂恐缓不济急也。讵翌晨又邀复诊，谓药后已得小便二次，患者神情亦较好，当即驱车往诊之，果见神识略清，烦渴较减，复以原方加减，医疗四五日而愈，此亦奇迹，仍望读者加以复核。

四苓散（《瘟疫论》）

【组成】白术、猪苓、茯苓各 90g，泽泻 120g。

按：此系后世方，因"五苓"而附带推荐。

【调剂及用法】上四味，研细末，每服 2～5g，一日三回，温水冲服，或作煎剂。

【方意解说】本方即五苓散去桂枝，以四味之利尿逐水，治五苓散证之无表热者，无上冲症状者。

【适应标的】本方以小便不利、眩晕、心悸、口渴或浮肿为标的。

【运用范围】肾炎浮肿、胃肠炎、醉酒者。

猪苓汤（《伤寒论》）
猪苓散（《金匮要略》）

【组成】

（1）猪苓汤

猪苓、茯苓、泽泻、阿胶、滑石各 9g。

（2）猪苓散

猪苓、茯苓、白术等分。

【调剂及用法】

（1）前方五味，以水 500mL，先入猪、茯、泽、滑四味，煎至 200mL 去渣后，入阿胶再煎，俟阿胶溶解为度，一日分三次温服。

（2）后方三味共研细末，每回 2～3g，开水冲服，一日三回。

【方意解说】

（1）猪苓汤以猪苓、茯苓、泽泻之利尿，佐以滑石、阿胶之滑润，以缓和而消退尿路之炎症刺激，用治尿道有炎症之小便不利者。

（2）猪苓散即四苓散去泽泻，亦可称"三苓散"，治四苓散证之无眩晕者。

【适应标的】

（1）猪苓汤

《伤寒论》云：若脉浮发热，渴欲饮水，小便不利者，猪苓汤主之。

又云：少阴病，下利六七日，咳而呕渴，心烦不得眠者，猪苓汤主之。

按：本方以小便不利、渴欲饮水或溺淋沥赤痛、心烦不得眠为标的。

（2）猪苓散

《金匮要略·呕吐哕下利病脉证治》云：呕吐而病在膈上，后思水者，解，急与之。思水者，猪苓散主之。

按：本方以呕吐、口渴、心下悸、小便不利者为标的。

【运用范围】

（1）猪苓汤

膀胱炎、尿道炎、肾脏结核之轻症；尿血。

（2）猪苓散

胃肠炎、胃扩张、胃弛缓、胃下垂之停水，而发振水音者。

【诸家治验】

（1）猪苓汤

本方治淋疾，点滴不通，阴头肿痛，小腹膨胀作痛者，或茎中痛，出脓血者。（《类聚方广义》）

妊娠七八月之后，有阴户焮热肿痛，不能卧起，小便淋沥者，以三棱针轻刺肿处，放出瘀水，后用此方，则小便快利，肿痛立消；若一身悉肿，发前症者，宜越婢加术汤。（同上）

一男子，患血淋二三年，一日血大出，痛不可忍，目眩不知人事，余即与此方，渐收效不再发。（《古方便览》）

一男子下血，大小便不通，腹满欲死，医以四物汤加山栀、黄柏等，腹满仍甚，余与猪苓汤加大黄，小便始渐通。（《东郭医谈》）

（2）猪苓散

治渴而心下悸，小便不利者。（《方极》）

陆渊雷云：本方促水分之吸收排泄，使弛弱之胃腔，不致因多饮而停水。"痰饮篇"云：短气有微饮，当从小便去之，亦此意也。

茵陈五苓散（《金匮要略》）

【组成】茵陈蒿末 15g，五苓散 30g。

【调剂及用法】上散剂，每回 3～5g，开水冲服，一日三回。或用 20～40g，作煎剂，两回分服。

【方意解说】茵陈蒿为黄疸病之著效药，亦有消炎、利尿作用，与五苓散合用，发挥其协同作用，用于炎性黄疸，口渴而尿利减少者最宜。

【适应标的】《金匮要略·黄疸病脉证并治》云：黄疸病，茵陈五苓散主之。

【运用范围】胆管炎、十二指肠炎、炎性黄疸、嗜酒者之黄疸、腹水浮肿。

【诸家治验】此方用于发黄之轻症，主治小便不利者，故《圣济总录》云：治阴黄小便不利。阴黄详见《巢源》。此非阴证，乃言无热状者，若有热状者，宜栀子柏皮汤及茵陈蒿汤，如黄胖可用本方兼针砂散（针砂、硫黄、小麦粉、葛根）。东垣治酒客病，用此方最为得当。平日醉酒，烦闷不止者，发汗利小便，乃其常法也。（《方函口诀》）

治平野村一贾，五月间乘梅雨往返大阪，自觉身体微热，四肢倦怠。一医作风湿用药，则恶食甚；一医作伤寒治，则发热甚。医治经月，前证愈甚。昇至敞寓求治，诊之脉沉，问渴乎？曰渴。小便利乎？曰不利而色黄。予曰：《金匮》云：脉沉，渴欲饮水，小便不利者，当发黄。又云：黄疸病，茵陈五苓散主之。因日晚，不及为末，唯作汤药与之。剂而食进，五剂而退热，十剂而病若失，后用调理而安。（《医方口诀集》）

甘姜苓术汤（《金匮要略》）

【组成】白术、甘草各 6g，干姜、茯苓各 10g。

按：本方又名"肾著汤"。

【调剂及用法】上四味，以水 200mL，煎至 100mL，去渣，一日分三回温服。

【方意解说】茯苓为镇静、定悸、利尿药，合白术之利尿逐水，干姜健胃、驱水毒，佐以甘草之缓和，共成排除水饮、健胃利尿定悸之功。

【适应标的】《金匮要略》云：肾著之病，其人身体重，腰中冷，如坐水中，形如水状，反不渴，小便自利，饮食如故，病属下焦。身劳汗出，衣里冷湿，久久得之，腰以下冷痛，腰重如带五千钱，甘姜苓术汤主之。

按： 此为肌肉风湿，亦称"偻麻质斯"，此病因体部接触寒冷与潮湿所引起。仲景所谓"身劳汗出，衣里冷湿，久久得之"，古时对本病起因，已说得非常清楚"腰以下冷痛，腰重如带五千钱"，形容症状，亦颇为明白。此由新陈代谢障碍而起，照现代医学治疗，也应利尿。中国古时又将此称为"湿著""湿痹"，日本汉方医则称"水毒"。本方逐水利尿，治肌肉风湿，似不仅限于腰以下的风湿，其他肌肉风湿均可用之。

【运用范围】肌肉风湿、腰背神经痛、脚气浮肿、妊娠浮肿，尤其是下肢肿、阴唇水肿，腰冷体重，或老人萎缩肾、小便淋沥失禁、两腿沉重冷痛等。

【诸家治验】友人某，患小便余沥，腰脚冷，夜不安眠，心下悸，与本方十余剂而愈。（《古方便览》）

一士人，年七十余，平时小便频数，腰冷如坐水中，厚衣盖覆，时精液自泄不禁，诸治不效，已十余年。余诊之，心下悸，与此方而愈。（同上）

吾子乾先生，以本方专治夏秋间身体懈惰，手足酸疼，腰以下重或浮肿，或发热恶寒，泄泻腹痛，渴而引饮，其效如神。先生尝云：夏秋水冷大行，此时若其人素有寒饮，则内外相感，而成上述之患，备此方以为通治。（《用方经权》）

按： 据此则知本方为水湿排除剂，殆可促进新陈代谢而逐水毒，同时能振起肾脏机能而奏利尿之功。

苓桂术甘汤（《伤寒论》）

【组成】茯苓 15g，桂枝 10g，白术、甘草各 7g。

【调剂及用法】上四味，以水 200mL，煎至 100mL，去渣，一日二至三回分服。

【方意解说】茯苓主治心悸，而有利尿作用，佐以白术之利尿，以逐饮邪，桂枝健胃、降冲逆，甘草缓急迫，协同治疗心下停饮上冲、胸胁支满、动悸目眩等。

【适应标的】《伤寒论》云：伤寒，若吐、若下后，心下逆满，气上冲胸，起则头眩，脉沉紧，发汗则动经，身为振振摇者，苓桂术甘汤主之。

《金匮要略》云：心下有痰饮，胸胁支满，目眩，苓桂术甘汤主之。

又云：夫短气有微饮，当从小便去之，苓桂术甘汤主之。

按：根据上列条文，可知本方主治心下停饮上冲、眩晕、动悸等，为逐饮、降冲、定悸之主剂。

【运用范围】神经性心脏病、慢性肋膜炎之积水、气逆、小便不利，神经性高血压，头晕目眩，眼结膜炎，慢性胃炎，轻性脚气等。

【诸家治验】摄南某氏之妻，郁冒上逆，居恒善惊，闻足音则惊悸怵惕，故不欲见人，居常独卧，摄养医治，无所不至，但不是寸效，荏苒卧床数年矣。先生诊之，与以苓桂术甘汤，积年沉疴，服药月余而愈。(《成绩录》)

按：此为高度之歇斯底里，殆兼有饮证者。

下总国小见川西云寺，脐下有动悸，时迫于心下，眩冒欲卒倒，头中常如戴大石，上盛下虚，不得健步，尽国中医手而无效，乞治于余。余与苓桂术甘汤，兼用妙至散，服数旬，积年之疴，脱然而愈。(《橘窗书影》)

按：此病颇似神经性高血压。余曾以本方治高血压患者之兼有心悸亢进，或实际血压并不高，而患者惴惴然，常来要求测量血压，其自觉头眩肢麻，行路深惧倾跌者，屡获应效。

六、柴胡汤类

小柴胡汤（《伤寒论》）

【组成】柴胡 13g，半夏 9g，生姜 6g，黄芩、大枣、人参各 5g，甘草 3g。

【调剂及用法】上七味，以水 300mL，煎至 150mL，去渣，一日三回分服。

【方意解说】柴胡、黄芩为著名解热药，配合生姜、半夏以止呕，人参以健胃，甘草、大枣不但矫味，并用以缓和姜、夏的刺激与胸胁腹中的挛急，为急性热性病见胸胁苦闷、寒热弛张、胃部不适、心烦欲呕之主要方剂。

【适应标的】《伤寒论》云：伤寒五六日，中风，往来寒热，胸胁苦满，默默不欲饮食，心烦喜呕，或胸中烦而不呕，或渴，或腹中痛，或胸下痞硬，或心下悸，小便不利，或不渴，身有微热，或咳者，小柴胡汤主之。

又云：伤寒四五日，身热恶风，颈项强，胁下满，手足温而渴者，小柴胡汤主之。

又云：妇人中风七八日，续得寒热，发作有时，经水适断者（此为热入血室），其血必结，故使如疟状，发作有时，小柴胡汤主之。

又云：伤寒五六日，呕而发热者，柴胡汤证具，而以他药下之，柴胡证仍在者，复与柴胡汤（此虽已下之不为逆也），必蒸蒸而振，却发热汗出而解；若心下满硬痛者（此为结），大陷胸汤主之；但满而不痛者（此为痞），柴胡不中与之，宜半夏泻心汤。

又云：阳明病，胁下硬痛，不大便而呕，舌上白苔者，可与小柴胡汤。上焦得通，津液得下，胃气因和，身濈然汗出而解。

又云：本太阳病不解，转入少阳者，胁下硬满，干呕不能食，往来寒热，尚未吐下，脉沉紧者，与小柴胡汤；若已吐下、发汗、温针，谵语，柴胡证罢，此为坏病（知犯何逆，以法治之）。

又云：伤寒已瘥后，更发热者，小柴胡汤主之；脉浮者，少以汗解之，脉沉实者，少以下解之。

《金匮要略》云：妇人在草褥，自发露得风，四肢苦烦热，头痛者，与小柴胡汤。头不痛，但烦者，三物黄芩汤主之。

橘泉按：总之，本方以往来寒热、胸胁苦满、默默不欲饮食、心烦喜呕为主症，苦满之"苦"字，不可轻易放过，脉浮细、浮大、沉紧均无一定的关系。本方主要为病邪集结于胸胁之主方，乃和解之剂。

【运用范围】初期肺病、肺门淋巴腺结核、肺尖炎，身体衰弱而又感冒有微热者。急性淋巴腺炎、中耳炎蓄脓症、小儿腺病体质而易招感冒身热者，肋膜炎不问干性或湿性，用本方或小陷胸汤的机会甚多。衰弱体质易发下痢神经质者、扁桃腺炎反复发作者等，均可为本方适应范围。热性神经性高血压亦可用。

【诸家治验】一妇人发黄，心中烦乱，口燥，胸胁苦满，不能食，数日后，两目不得见物，乃与小柴胡汤及芎黄散（川芎、大黄），目遂复明。一月余，诸症痊愈。（《古方便览》）

橘泉按：此殆炎性黄疸之上部充血证。

一男子吐血，数日不止，日益剧。余诊其腹，胸胁烦胀而痛，乃与此方，二三剂而奏效。（同上）

一女年十八，咳嗽吐痰，气上冲，头目昏眩，四肢倦怠，心志不定，寒热往来，饮食无味，日就羸瘦，众医皆以为痨。余诊之，胸胁妨胀，乃分服本方加桂枝及滚痰丸，三月许而收全效。（同上）

橘泉按：此常系肋膜炎等类。

板阳一室女，病疟，热多寒少，一医投药而呕，一医投药反泄，邀余诊。时疟痢并作且呕，脉之但弦，胸满两胁胀，投以本方，未五剂，诸症全瘳。（《医方口诀》）

橘泉按：此殆胃肠病或疟疾合并胃肠炎等类。

一寡妇，不时寒热，脉上鱼际，此血盛之证也，用本方加地黄而愈。（同上）

橘泉按：脉上鱼际，脉弦，多系高血压症状。所谓上部充血等，即古称"血盛"

者。均属神经性高血压之一种。据此，则本方适用于高血压之自觉症亢进者。

大柴胡汤（《伤寒论》）
柴胡加芒硝汤（《伤寒论》）

【组成】

（1）大柴胡汤

柴胡 10g，半夏、生姜、黄芩、芍药各 5g，大枣 9g，大黄 6g。

（2）柴胡加芒硝汤

小柴胡汤加芒硝 15g。

【调剂及用法】前方七味，以水 300mL，煮取 150mL，去渣，一日三回分服。
后方待小柴胡之煎剂去渣后，加入芒硝溶化，分二次服。

【方意解说】本方之柴胡、黄芩用以解热，半夏、生姜为止呕，枳实、大黄治痞坚，芍药、大枣缓拘挛及急迫。用治小柴胡汤证而兼痞满坚实急迫者或用于病人之体质较小柴胡汤证为强壮，其病势亦较充实而紧张者。主要症状为胸胁苦满，不但两胁肋充实，而且连及心下急迫、腹部拘挛结实，又见高热、干渴、干呕、头胀，甚或谵语者。若见有小柴胡汤证而便秘不下者，为柴胡加芒硝汤主症。

【适应标的】《伤寒论》云：太阳病，十余日，反二三下之，后四五日，柴胡证仍在者，先与小柴胡汤；呕不止，心下急，郁郁微烦者，为未解也，与大柴胡汤下之则愈。

又云：伤寒十三日不解，胸胁满而呕，日晡所发潮热，已而微利……先服小柴胡汤以解外，后以柴胡加芒硝汤主之。

又云：伤寒十余日，热结在里，复往来寒热者，与大柴胡汤。但结胸，无大热者，此为水结在胸胁。但头微汗出者大陷胸汤主之。

又云：伤寒，发热，汗出不解，心下痞硬，呕吐下利者，大柴胡汤主之。

又云：伤寒后脉沉，沉者内实也，下之解，宜大柴胡汤。

又云：按之心下满痛者，此为实也，当下之，宜大柴胡汤。

按：大柴胡汤与小柴胡汤有体质强弱之别，病势缓急之分，同是胸胁苦满，大柴胡汤为自觉症多，小柴胡汤则心下急，而按之硬满；后者舌白，前者舌黄或燥；

后者大便正常，前者便秘干结。若胸胁苦满，而大便虽秘结，但无心下急迫、腹部拘挛结实等症状者，为柴胡加芒硝汤证，不必用大柴胡汤。

【运用范围】急性胃肠炎有本方主治症状时。高血压血管硬化、中风后半身不遂而见胸胁心下逆满，腹直肌拘挛，按之痛，大便秘结，精神不安，喜怒无常者（时时发脾气，肝火旺）。赤痢病程中，心下痞满，呕吐，口渴，舌有黄苔，里急后重者。急性胆道炎、胆石疝痛、烦热呕吐、便秘者。亦用于眼结膜炎、耳道炎、头目胀痛、头重、心下痞塞、烦闷、不大便、欲呕者。

【诸家治验】一妇人妊娠数月。适当夏月，下利呕哕，终日唏嘘，嗳气不已，诸医踌躇，家人狼狈而不得救，寻至。发晕如眠，乃以醋淬炭火熏之，晕乍止，别作大柴胡汤与之而安。(《芳翁医谈》)

按：此殆胃肠炎而兼脑充血。

又云：大坂赤石家仆人，病疫十五日不解。见面赤微喘，潮热，舌强狂吼，而脉数急，胸腹硬满，时有微利，医以麻杏石甘汤，病益剧。乃与大柴胡汤，翌日大便下二次，胸满渐减，下利亦断。再以小柴胡汤加枳实与之，两三日大便复秘。复与大柴胡汤十余剂始愈。(《芳翁医谈》)

按：此亦胃肠炎而上冲亢进者。

一男子率然气急息迫，心下硬满，腹中挛痛，但坐不能卧，微呕，小便不利，与大柴胡汤，诸症悉瘥。(《续建殊录》)

按：胸腹急结、硬满挛痛、欲呕等，均是胃肠病炎症充血疾患，观此即可知本方主治之范围也。

一商人，志气郁郁，呕而不能食，平卧者数十日，由心下至胁下硬满，按之则痛，时时呃逆，夜则妄语，无热状，与大柴胡汤，下黑物而愈。(同上)

浪华茨住吉之庙令患痫，恒大食，食后闻音响则惊，后即觉饥，又食，胸胁动而高凸，与大柴胡加茯苓牡蛎汤而愈。(《成绩录》)

滩之横田某，恒怵惕怯悸，凡日所触，悉如鬼怪，以故不欲见物，然有客过，则一见如故，亲热逾恒，及其人去，则恋恋不舍，悲哀瞻望不已。求诊于先生。先生诊之，觉胸腹动悸，心下硬满，大便不通，病剧则胸间起伏如怒涛，延及胸胁，筑筑然观于皮间。乃以大柴胡加茯苓牡蛎汤，数剂而下秽物甚多，病去十之七八，然头眩频起，更以苓桂术甘汤，不日而旧病如洗。(同上)

橘泉按： 以上两例，为神经性疾患，歇斯底里之呈大柴胡汤证者。本方主治可不问为何病，只针对"胸胁心下急结硬满""便秘"等主症，主症得治，其他副证亦随而自愈。此非感情用事，夸张强调，确有事实。余于惊痫性歇斯底里患者，遇有胸满胁胀、便秘症状者，曾有多次经验病例，兹录于后。

潘姓寡妇，约在更年期（四十七岁）。自觉胸闷有气上冲，突然口不能言，四肢痉挛，仰卧床上三四分钟而瘥，瘥后他无所苦，只略觉疲倦及胸脘郁闷而已。但反复发作，初十多日发，继则二三日发，甚至一日二三度发作。其子邀余诊，至其家，为之诊查。患者面有忧郁之色，体温正常，脉搏亦无异状，听心音亦正常，唯自觉心悸亢进，其时适突然发作，胸胁动气上逆，不能言语，其时胸腹肌间颤动，目中流泪，但瞳孔正常，亦不上视，三四分钟，渐渐复苏，知觉并不完全脱失，而腹筋拘急，大便秘结。余用柴桂龙牡汤，连服四五剂痊愈。

又周姓妇女，年四十许，月经不调，素有歇斯底里神经质，常来我处求诊。一日忽急召余出诊。至其家，患者仰卧床上，目瞑不语，指头冷，胸腹间悸动，体温正常，家属谓昏厥已有半小时，还未苏醒，按其腹坚满，大便素艰困，已二三日不下，乃以大柴胡加龙牡汤，不数剂痊愈。此后月经正调，翌年得胎，生一男孩，以前的神经质亦从此改善，已经无须常常求治矣。

柴胡桂枝汤（《伤寒论》）

【组成】 柴胡 16g，半夏 10g，桂枝、黄芩、人参、芍药、生姜、大枣各 6g，甘草 5g。

【调剂及用法】 上九味，以水 300mL，煎至 150mL，去渣，一日三回分服。

【方意解说】 本方为小柴胡汤加桂枝、芍药，亦即小柴胡汤与桂枝汤之合方。主治小柴胡汤证与桂枝汤证的合并证。

【适应标的】《伤寒论》云：伤寒六七日，发热微恶寒，肢节烦疼，心下支结，外证未去者，柴胡桂枝汤主之。

《金匮要略》云：《外台》柴胡桂枝汤，治心腹中卒痛者。

《伤寒绪论》云：伤寒，若脉浮紧，潮热，盗汗者，宜柴胡桂枝汤。

《三因方》云：柴胡桂枝汤治少阳伤风四五日，身热恶风，颈项强，胁下满，手足温，口苦而渴，自汗，其脉阳浮阴弱者。

《伤寒六书》云：阳明病，脉浮紧，必潮热，发作有时，但脉浮者，必盗汗出，柴胡桂枝汤。

《仁斋直指方》云：腹中左右上下，动气筑触，并汗下者，用柴胡桂枝汤。

【运用范围】衰弱体质，感冒汗多者。慢性疟疾，寒多热少，或汗多身热者。神经衰弱体质、胃肠病，易发胸满，微恶寒，呕不食，心下支撑，汗易出等症状者。又见于偻麻质斯风湿痛汗多者。

【诸家治验】风湿病肢节烦疼，而有恶风自汗者，用本方，不必拘泥于风湿门中诸方，余近来屡以此方得奇效。（《温知堂杂著》）

妇人无故憎寒发热，头痛眩晕，心下支结，呕吐恶心，肢体酸软，郁郁恶对人，或频频欠伸者，俗谓血之道（东邦俗名血道病，近似我国俗名"气郁"病），用本方有效。（《方极》）

按：此殆神经质的妇人而夹感冒、胃肠病等。

柴胡加龙牡汤（《伤寒论》）

【组成】柴胡 8g，半夏、茯苓、桂枝、铅丹、黄芩、大枣、生姜、人参、龙骨各 3g，牡蛎 6g，大黄 4g。

【调剂及用法】上十二味，以水 400mL，煎至 200mL，去渣，一日三回温服。

【方意解说】本方为小柴胡汤去甘草，加桂枝、龙骨、牡蛎、铅丹，为镇逆镇静之剂。主治小柴胡汤证之上冲动悸甚者，故主胸满烦惊之证。

【适应标的】《伤寒论》云：伤寒八九日，下之，胸满烦惊，小便不利，谵语，一身尽重，不可转侧者，柴胡加龙骨牡蛎汤主之。

《方机》云：失精，胸腹动悸，胸满烦惊者，本方主之。

【运用范围】神经衰弱、歇斯底里之惊痫性者。高血压、动脉硬化、神经性心悸及血压亢进、小儿夜啼症。便秘腹膨满，烦闷不眠，易惊易怒，脐阴动惕有上冲之势，甚则狂癫者。

【诸家治验】小儿连日壮热，实滞不去，寒热往来，惊痫，用本方有奇效。（《经验集录》）

此方用于痫癫并癫狂，屡奏效。《伤寒论》以胸满烦惊，要之以胸满为主，胸满而烦，烦者心神不安，遇事而惊矣。因气上行胸膈，气逆郁结，则发胸满，大小便秘而烦惊，为本方正面之证。夫痫证常有冲逆、便秘之症，心腹膨胀而痞塞，大小便不利，肩强气塞。此等病妇人较多，余尝以本方建起死之效。（《餐英馆治疗杂话》）

本方治狂证，胸腹动甚，惊惧避人，兀坐独话，昼夜不欲眠，或多猜疑，或欲自死，卧不安床者。痫证时时寒热交作，郁郁悲愁，多梦少寐，或恶与人交接，或屏居暗室。若治狂痫二证，亦当以胸胁苦满、上逆、胸腹动悸为主症，癫痫居常胸满上逆，胸腹悸动，每月二三发，常服此方，则患不发。（《类聚方广义》）

一妇人幼患癫痫，及长益剧，立辄晕倒，少时复苏，月必二三发，如此三十余年，众医治疗，一无见效，乃请先生诊之。脉紧数，心下硬满，乳下悸动，主诉为心神惘惘，如有所失，饮食无须更安，数十年如一日。视其色，愁容可怜，乃与本方，终获痊愈。（《生生堂治验》）

橘泉按：以上日本人之治验，均属歇斯底里之惊痫性疾患，本方治此病，确有奇效。如详辨之，前面大柴胡汤加龙牡，虽亦可治此病，而本方则能治更进一步之重症。推而广之，柴胡汤证之胸胁苦满，均含有神经性疾患的意味，依其加减法，可应付变化多端轻重不等的神经性疾患。仲景之加减方的制定，均应以主方主症作骨干，进而求其变证与变方之适应。我认为研究仲景方之应用，必须作如是观。

柴胡桂枝干姜汤（《伤寒论》）

【组成】柴胡 16g，黄芩 6g，干姜、甘草各 4g，桂枝 6g，瓜蒌根 8g，牡蛎 4g。

【调剂及用法】上七味，以水 300mL，煎 150mL，去渣，一日三回分服。

【方意解说】柴胡、黄芩解热，干姜逐水、健胃，桂枝健胃、降冲逆，瓜蒌根生津、止渴，牡蛎镇静，用以治柴胡汤证之小便不利，口渴，上冲心烦者。

【适应标的】《伤寒论》云：伤寒五六日，已发汗，而复下之，胸胁满，微结，小便不利，渴而不呕，但头汗出，往来寒热，心烦者，此为未解也，柴胡桂枝干姜汤主之。

《金匮要略》云：治疟寒多微热有，或但寒不热。

【运用范围】慢性衰弱症，疟疾寒多热少，无热性疟疾，见舌干、胸腹动悸、汗多、头汗出或盗汗出、腹部软弱无力而有上冲急迫等症状者。

【诸家治验】一妇人，平素月经不调，其气上冲，两胁急缩，腰痛不可忍，经行时，脐下疼痛，下如豆汁，一日或半日即止，如此十余年。诊之胸胁苦满，脐上动悸甚，乃与本方，服之数月，前症得愈。(《古方便览》)

远州一农夫，年三十余，去年来患郁冒，有时且稍吐血，出盗汗，往来缓热，微渴而脐旁动悸，与本方治之而愈。(《成绩录》)

备中村长某，居恒惊恐，胸腹动悸，挛急恶寒，手足微冷，虽夏月亦重衣，且惊后必利，得大黄剂则利益甚，历十余年不治，与柴胡桂姜汤治之而愈。(同上)

一男子，平居郁郁不欢，喜端坐密室，不欲见人，动辄直视，胸腹动悸，六年不治，先生亦与柴胡桂姜汤而愈。

按：本方主治证，以寒多热少、汗多、上冲心烦，神经性疾患之兼有衰弱贫血为目标。

七、白虎汤类

白虎汤（《伤寒论》）
白虎加人参汤（《伤寒论》）

【组成】

（1）白虎汤

知母 3g，石膏 2g，甘草 4g，粳米 20g。

（2）白虎加人参汤

前方加人参 6g。

【调剂及用法】

（1）前方四味，以水 300mL，煎至 150mL，去渣，一日三回分服。

（2）后方五味，煎服同前。

【方意解说】本方药味较简明，主要以著名解热药知母、石膏两味，配甘草以缓和，粳米以和胃，专主高热烦渴之证。本方加人参，意义更较深重，不但解热解渴，且有挽救津液伤耗之效，故主治大汗出、大烦渴不解，脉洪大等。我等在临床上，白虎加人参汤之应用范围较为广泛。

【适应标的】《伤寒论》云：伤寒，脉浮滑，此表有热，里有寒，白虎汤主之。

又云：三阳合病，腹满身重，难以转侧，口不仁，面垢，谵语遗尿。发汗则谵语甚，下之则额上汗出，手足逆冷。若自汗出者，白虎汤主之。

又云：伤寒，脉滑而厥者，里有热也，白虎汤主之。

又云：服桂枝汤，大汗出后，大烦渴不解，脉洪大者，白虎加人参汤主之。

又云：伤寒，若吐若下后，七八日不解，热结在里，表里俱热，时时恶风，大渴，舌上干燥而烦，欲饮水数升者，白虎加人参汤主之。

又云：伤寒，无大热，口燥渴，心烦，背微恶寒者，白虎加人参汤主之。

又云：伤寒，脉浮，发热无汗，其表不解者，不可与白虎汤；渴欲饮水，无表证者，白虎加人参汤主之。

又云：阳明病，脉浮而紧，咽燥口苦，腹满而喘，发热汗出，不恶寒，反恶热，身重……若渴欲饮水，口干舌燥者，白虎加人参汤主之。

【运用范围】白虎汤与白虎加人参汤之运用范围比较，自以白虎加人参汤为广泛。凡急性传染性热病如伤寒（肠热症）、肺炎、麻疹等高热、烦渴、汗多、舌干燥等，均为本方的适应目标。又可用于糖尿病初期，或夏季小儿热病、皮肤病、汗疹、烦热瘙痒、口渴、夜啼不安等。又用于霍乱后大热烦渴，有尿中毒倾向时。疟疾、回归热、肺炎等大汗出，分利解热时，用本方以防虚脱之危险等。本方如应用适当，确有起死回生之助。

【诸家治验】草庐先生年七旬，病消渴，引饮无度，小便混浊，周殚百治，疲瘁日加，皆以为不治，令先生诊之。脉浮滑，舌燥裂，心下硬，乃与白虎加人参汤，百余帖而痊愈。（《生生堂治验》）

橘泉按：白虎加人参汤之应用目标，以舌干燥、口渴欲饮冷、心中烦、痞闷为主。余会屡用于回归热分利期，效果甚佳；又用于肠热症高热期，并作恶性疟疾善后之剂，颇获得其助益。

竹叶石膏汤（《伤寒论》）

【组成】竹叶 20g，石膏 32g，半夏 6g，麦门冬 10g，人参 6g，甘草 4g，粳米 30g。

【调剂及用法】上七味，以水 300mL，煎至 150mL，去渣，一日三回分服。

【方意解说】本方系白虎加人参汤中之知母改竹叶，加半夏、麦门冬。主治病后恢复期虚热烦满、虚羸少气、气逆欲吐，用以清热、生津、养胃。

【适应标的】《伤寒论》云：伤寒解后，虚羸少气，气逆欲吐者，竹叶石膏汤主之。

《伤寒六书》云：动气在右，下之则津液竭，咽干鼻燥、头眩心悸，宜本方。

《总病论》云：本方治虚烦，兼治中暍，口渴、吐逆、脉滑数者。

【运用范围】 伤寒、肺炎、麻疹等急性热病后期，余热不清，口渴、烦满、眠不安，或恶心干呕、虚汗易出，或鼻衄、齿衄等。

【诸家治验】 伤寒或麻疹、痘疮后，余热不退，烦冤咳嗽，口渴，心下痞硬，或呕或哕者，有效。（《类聚方广义》）

又治骨蒸劳热，渴而上气，衄血，唾血，燥渴烦闷，不安眠者；并治消渴，贪饮不止，口舌干燥，身热不食，多梦寝汗，身体枯槁者。（同上）

一男人患暑疫，数十日不解。虚羸脉细数，舌上无苔而干燥，好冷饮，不食，烦冤不堪，与竹叶石膏汤二三剂，烦渴解，食少进。后以气血枯燥，大便难，再与参胡芍药汤，徐徐恢复。（《橘窗书影》）

八、葛根汤类

葛根汤（《伤寒论》）

【组成】葛根 10g，麻黄、生姜、大枣各 6g，桂枝、芍药、甘草各 5g。

【调剂及用法】上七味，以水 300mL，煎至 150mL，去渣，一日三回分服。

【方意解说】本方即桂枝汤内加葛根、麻黄。以葛根主项背强、口渴、热性下利，麻黄主喘咳无汗，故主治桂枝汤证之兼项强，口渴无汗而喘者。

【适应标的】《伤寒论》云：太阳病，项背强几几，无汗恶风者，葛根汤主之。

又云：太阳与阳明合病者，必自下利，葛根汤主之。

《金匮要略》云：太阳病，无汗而小便反少，气上冲胸，口噤不得语，欲作刚痉，葛根汤主之。

【运用范围】感冒、麻疹初期、扁桃腺炎、耳道炎、鼻副窦炎蓄脓症、急性眼结膜炎、荨麻疹、湿疹、痢疾肠炎初起、肩凝、颈筋闪挫（俗称失枕）、背肌拘挛等。

【诸家治验】痘疮初起，至见点起胀灌脓之间，用葛根汤屡屡效；若恶寒甚，起胀时一身俱肿胀，或疼痛者，葛根加术附汤佳。（《方极》）

一商妇，至秋间常大苦喘息，动作不自由，有如废人。求治于余，往诊之。臂支炉架而坐，已数十日，不能动亦不能睡，稍动则喘悸立甚，食仅碗许。问其发时，自脊至颈如板状，回顾则痛，与葛根汤五贴许，得以起步，再服则痉愈。余以喘息用葛根汤本此治验。（《丛桂亭医事小言》）

按：喘息而兼项背拘急者，本方最适。

葛根芩连汤（《伤寒论》）

【组成】葛根 19g，甘草 5g，黄芩、黄连各 7g。

【调剂及用法】上四味，以水 200mL，煎至 100mL，去渣，一日三回分服。

【方意解说】葛根主治口渴及热性下利，黄连、黄芩治肠炎，和以甘草，则本方为一切急性肠炎之主剂可知。

【适应标的】《伤寒论》云：太阳病桂枝证，医反下之，利遂不止，脉促者，表未解也，喘而汗出者，葛根黄芩黄连汤主之。

【运用范围】麻疹用葛根汤的机会多，但麻疹汗出后热犹高，喘咳频频而汗多脉促者，用葛根芩连汤。小儿急性热性痢，平日项背拘急，肩凝，急性发热，口渴，下利者，口舌肿痛糜烂者。

【诸家治验】本方治表邪内陷之下利及小儿急性下痢初起有效。（《勿误药室方函口诀》）

按：本方主治证为高热、气急、口渴、下利。

九、半夏汤类

小半夏加茯苓汤（《金匮要略》）
小半夏汤（《金匮要略》）
生姜半夏汤（《金匮要略》）

【组成】

（1）小半夏加茯苓汤

半夏 7.5g，生姜 5g，茯苓 3g。

（2）小半夏汤

即上方无茯苓。

（3）生姜半夏汤

即小半夏汤之分量稍异而生姜用汁者。

【调剂及用法】首方三味，以水 150mL，煎至 90mL，去渣顿服，或一日两回分服。后二方各二味药同上。

【方意解说】半夏为极好之止呕药，配以生姜，不但可以制半夏之毒性，并能增强健胃镇呕作用，伍以茯苓之利水、逐饮，镇静定悸。本方只此三味，作用明确，配合适当，为最有效之止呕剂。如此完善无流弊的止呕剂，现今西药中亦罕有其匹。

【适应标的】

（1）小半夏加茯苓汤

《金匮要略》云：呕家本渴，渴者为欲解；今反不渴，心下有支饮故也，小半夏加茯苓汤主之。

又云：先渴后呕，为水停心下，此属饮家，小半夏加茯苓汤主之。

又云：卒呕吐，心下痞，膈间有水，眩悸者，小半夏加茯苓汤主之。

（2）小半夏汤

《金匮要略》云：黄疸病，小便色不变，欲自利，腹满而喘，不可除热，热除必哕，哕者，小半夏汤主之。

又曰：诸呕吐，谷不得下者，小半夏汤主之。

（3）生姜半夏汤

《金匮要略》云：病人胸中似喘不喘，似呕不呕，似哕不哕，彻心中愦愦无奈者，生姜半夏汤主之。

【运用范围】本方为止呕吐之妙剂。诸病呕吐不止者，或饮食汤药不进等，均可应用，尤其对妇人怀孕时之呕吐，更为奏效。此外慢性胃炎，酒客早晨呕清涎，脚气病呕吐等均有效。

【诸家治验】一商人患脚气，咳嗽甚，全身皆肿，呼吸迫促。有冲心之兆，与越婢加术汤无效，与甘遂丸小下利。一日忽呕逆，水药不能入，气息急迫，不能平卧，坐而按摩其脊，阴囊肿甚，片刻不安。以呕甚，投小半夏加茯苓汤，稍能受，连服三日而呕逆止，能啜粥，小便清利。仍进本方，逐日快利，肿随消，三十日许而痊愈。（《丛桂亭医事小言》）

橘泉按：余对妊娠呕吐，屡用本方煎剂加伏龙肝，百分之九十可奏效。伏龙肝即灶心土，因苏地之灶每用砖砌，不易挖出，故改用火砖汤代水煎此方药。法用不拘新旧之砖或瓦片一二块，置炭火上烧红，用清水一大盆（选无油腻之大盘、面盆或瓦钵均可），将烧红之砖块淬入水中，再烧再淬，次数愈多愈佳，即将此水煎药，余水仍可取以代茶，功效奇佳。本方对于普通呕吐以及慢性胃病之呕吐均有效。最近上海药市已将伏龙肝列入伪药停售，但此药临床上不可少，医工及病家可仿上述火砖汤法自行制用。

大半夏汤（《金匮要略》）

【组成】半夏 20g，人参 4g，蜂蜜 30g。

【调剂及用法】上三味，以水 150mL，先煎半夏、人参，取 70mL，去渣，再入蜂蜜溶化，一日二至三回温服。

【方意解说】用大量半夏以镇吐，合人参之健胃，更佐以蜂蜜之缓和营养，兼有润肠作用，以治胃反呕吐而大便不顺者。

【适应标的】《金匮要略》云：胃反呕吐者，大半夏汤主之。

《三因方》曰：大半夏汤治心气不行，郁生涎饮，聚结不散，心下痞硬，肠中沥沥有声，食入即吐者。

《外台秘要》云：大半夏汤治呕而心下痞硬者。

橘泉按：人参所以治心下痞硬，是胃机能衰弱，《三因方》所谓"心气不行郁生涎饮"，当系精神郁郁而消化障碍之胃中停水。"肠中沥沥有声"，即肠胃弛缓无力而致之振水音。据此可知本方所治为慢性胃病、胃弱、胃肠弛缓性呕吐、痞硬便秘等。

【运用范围】胃弱、胃弛缓下垂、胃扩张、慢性胃炎、胃内停水、胃酸缺乏、胃癌之初期等。

【诸家治验】泉州佐野豪族，食野喜兵卫家仆元吉者，年二十余。膈噎已两年，每十日、五日必发，顷者胸腹胀满，全身愈不安，众医皆以为不治。先生为处大半夏汤饮之，辄吐出，每吐必杂黏痰，居八九日，药始得下，饮食不复吐，服药两月而痊愈。（《建殊录》）

按：此殆慢性黏液性胃炎。其所谓膈噎，十日、五日必发者，是时黏液分泌集于胃口，致食入即吐。黏痰吐出后，有数日之小安，故其膈噎有发作性也。

桥本忠介，年三十余。疹子既出，发热犹未减，疹欲收而未收，卒吐饮食，如是者二三日，就诊于余。按其腹心下痞硬，胸腹辘辘有水声，因与大半夏汤，尽二帖而欲吐不吐，胸中愦愦不安。三帖后稍间。是夜下利二三次，吐全止。然身热犹未解，烦渴引饮，更与石膏黄连甘草汤。尽七帖而热退，疹亦随收。前后历十八九日而复原。（《麻疹一哈》）

按：此病之发疹，是否麻疹，抑胃肠病性荨麻疹，不得而知。其病之吐食，殆系急性热病合并胃肠炎。用本方以止呕，初则欲吐，胸中愦愦不安，幸下利二三次，后其吐始止，此由蜂蜜缓下之力导致。此病如用半夏泻心汤，其效常更著，疹与热当可更早治愈也。

又按：本方主治慢性衰弱性胃炎之呕吐而便秘者。

半夏厚朴汤（《金匮要略》）

【组成】半夏 8g，厚朴 6g，茯苓 8g，生姜 10g，苏叶 4g。

【调剂及用法】上五味，以水 250mL，煎至 150mL，去渣，一日三回分服。

【方意解说】本方系小半夏加茯苓汤加厚朴、苏叶，为镇逆、镇静、散郁、降气逆之剂，治妇人气郁胸闷，咽中如有炙脔者。本方有亢奋性发汗、健胃、镇静、镇呕咳、利尿、解食毒的作用。

【适应标的】《金匮要略》云：妇人咽中如有炙脔，半夏厚朴汤主之。

橘泉按：此为神经性之歇斯底里球（俗亦称梅核气），系自觉有物塞于咽头，并非真有其物也。盖歇斯底里患者往往有此种自觉症状，现代医学称为"歇斯底里球"。据本人经验，本方不仅治神经性气逆如球状哽噎，即用于胃弱消化不良之胃炎，尤其因食鱼蟹而致之胃炎，见恶心，呕吐，胸中闷，泛泛欲吐者，亦有良效。

【运用范围】神经性气逆、歇斯底里球、慢性胃炎、胃弛缓、停饮，见胃中有振水音、泛泛欲吐者。

【诸家治验】张溪亭喉间哽哽，吞之不下，吐之不出。头晕短气，心惊胆怯，不敢出门，稍见风即遍身疼痛，小便至则淋漓不畅，此梅核气也，与半夏厚朴汤调理而安。（《孙氏三吴医案》）

王小乙咽中每噎塞，咳嗽不出，余以半夏厚朴汤治之而愈。（徐忠可）

凡妇人诸病，宜宽其思虑，本方治忧恚甚佳。（葛仙翁）

橘泉按：上记数条治验例，似均属神经官能性疾患。

狭山侯臣三好蝶兵卫，年四十余。患噎膈，食道常有物如梗塞，食物至此每吐出，肢体清瘦，或以为必死。先生诊之曰：由心下至中脘之间，无凝结顽固之状，病在食道，且力尚强壮，何束手待毙乎？因与半夏厚朴汤理其气，时时用化毒丸以攻其病，兼自大椎节下间至七椎下间，每节灸七八壮。过五六日，咽喉间觉如火燃，试饮以冷水，即无梗塞之患。自此饮食少少进，病渐以愈。（《橘窗书影》）

按："化毒丸"是日本方，为水银、砒素制剂，此病似为梅毒性食道病，亦多少兼有神经性者。

麦门冬汤（《金匮要略》）

【组成】麦门冬 18g，半夏 9g，人参、甘草各 2g，粳米 10g，大枣 5g。

【调剂及用法】上六味，以水 300mL，煎至 150mL，去渣，一日三回分服。

【方意解说】麦门冬为滋养强壮性缓和止咳药，辅以甘草、大枣之缓急，人参、粳米之养胃，半夏之逐水镇呕。用于衰弱患者之咳嗽，如肺结核轻度之喉头结核等。《金匮要略》所谓"大气上逆，咽喉不利""病后劳复发热"等，为主其证。

【适应标的】《金匮要略》云：大气上逆，咽喉不利。止逆下气者，麦门冬汤主之。

又云：病后劳复，发热者，麦门冬汤主之。按：病后及劳复发热，殆热病后续发肺结核之类。

《肘后百一方》云：麦门冬汤治肺痿，咳唾涎沫不止，咽燥而渴者。

【运用范围】肺结核之咳嗽、喉头结核的初期、病后及虚弱人感冒性气管炎、支气管喘息之干咳无痰、咽喉干燥痛等。

【诸家治验】虚劳咳逆，手足烦热，羸瘦骨立，或咳血、衄者，麦门冬汤屡获奇效。（《松原家藏方》）

本方治消渴，身热，喘而咽喉不利，又治久咳劳嗽，喘满短气，咽喉不利，有时恶心呕吐者甚佳。（《类聚方广义》）

十、理中汤类

理中汤（丸）（《伤寒论》）

【组成】人参、甘草、白术、干姜各9g。

按：本方又名人参汤。

【调剂及用法】上四味，以水200mL，煎至100mL，一日三回分服。

【方意解说】人参健胃，主治心下痞，干姜健胃、逐水，白术利尿、逐水，甘草缓和干姜之刺激，以助人参之养胃。本方主治心中痞，胸中有寒，多唾涎，或水样泻，脏寒腹痛者。

【适应标的】《伤寒论》云：伤寒，服汤药，下利不止，心下痞硬，服泻心汤已，复以他药下之，利不止。医以理中与之，利益甚。理中者理中焦，此利在下焦，赤石脂禹余粮汤主之。仍不止者，当利其小便。

按：此指出本方主治非在下利，而在心下痞、胸中寒，在胃而不在肠也。

又云：大病瘥后，喜唾，久不了了，胸上有寒，当以丸药温之，宜理中丸。

又云：霍乱，头痛发热，身疼痛，热多欲饮水者，五苓散主之；寒多不欲饮水者，理中丸主之。

按：喜唾为胃之虚寒。霍乱头痛、发热、身疼痛，殆系胃肠型流行性感冒，或其他原因造成的胃肠病，上吐下泻，古人均称为霍乱。寒多不欲饮水者，是胃肠病中倾向于虚弱慢性的一型，用本方最适。

总之，本方之适应标的，为贫血虚寒体质，不渴、小便清、大便倾向于溏薄、手冷、脉迟、腹软或胃内停水等。

【运用范围】胃机能衰弱，慢性胃炎之胃痛、口中多唾液，胃弛缓、胃扩张、慢性胃溃疡经久者，胃癌之初起，妊娠恶阻之喜唾、慢性无热性肺病吐血、萎缩肾、面色苍白、浮肿，小便自利、大便溏者。

【诸家治验】一男子项背强急，腰痛，饮食停滞，时时胸痛，心下痞硬，噫气喜喘，与理中汤兼当归芍药散而治愈。（《成绩录》）

按：此为贫血虚寒体质，患消化不良性胃病胃痛，故以归芍散补血、活血，以治项背强及腰痛；以理中温胃、健胃，甚合拍。

一妇人患胸痛者一二年，发则不能食，即食亦不能下咽（按：当系仍欲吐出），手足微厥，心下痞硬，按之如石，脉沉结，乃与人参汤（按：即理中汤）服之，数日而诸症渐退，胸痛亦痊愈。（《续建殊录》）

按：胸痛当指胃痛，胃痛发则不能食，食即吐出，殆系胃炎或胃溃疡等。但此胃病患者其手足微厥，而脉沉结，又显然为贫血虚寒的素质，于是可知本方之主治，适应于贫血虚寒性胃病。

大建中汤（《金匮要略》）

【组成】蜀椒 3g，干姜 7g，人参 4.5g，饴糖一匙。

【调剂及用法】上三味，以水 150mL，先煎至 70mL，去渣，加入饴糖溶化后，一日两回温服。

【方意解说】蜀椒为健胃、驱寒、驱虫、镇痛药，伍以干姜之健胃、驱水、止呕，人参健胃、和中，饴糖缓和急迫，古人所谓甘温和中。用治心腹中大寒痛呕吐，如贫血拘挛性胃肠蠕动不安、挛急痛以及蛔虫攻痛等。

【适应标的】《金匮要略》曰：心胸中大寒痛，呕不能饮食，腹中寒，上冲皮起，出见有头足上下，痛而不可触近者，大建中汤主之。

按："心胸中大寒""腹中寒"是胃与肠皆贫血拘挛攻痛。胃中攻痛则呕，不能食，肠中攻痛则蠕动剧，上冲皮起，在外面见似有物上下。此即肠蠕动不安之症，原因为寄生虫或神经痉挛。本方辛热甘温，可收著效。

【运用范围】肠弛缓、水毒停滞而发肠疝痛，肠寄生蛔虫扰动发胃痛腹痛，贫血拘挛性胃肠神经痛、慢性胃炎、饮水停滞等均宜。

【诸家治验】一男子年七十余，胸满心下痛，发作有时，或吐蛔虫，伏枕三月

余，余以此方，病即愈。（《古方便览》）

一妇人年三十二，患腹痛三月许，饮食不进，日益消瘦。诊之，脐旁有块，如有头足，心下及胁肋拘挛，重按则痛，轻按则适。乃与本方，病日减，未几痊愈。（同上）

本方治寒饮升降，心腹剧痛而呕，故治疝瘕腹中痛，亦治蛔虫攻痛，余屡用之而屡验。（《类聚方广义》）

按：小建中汤治虚劳里急，拘挛腹痛，为病之轻而方之小者；大建中汤治心腹大寒痛，上冲皮起，攻动不安，而呕不能食，是病症之重而方之大者。然所谓"虚劳里急痛"大寒痛等，是贫血拘挛性腹痛，原理同而痛之程度不同而已。大、小建中汤方药虽不同，而治疗用意则同，故均用饴糖之缓急为主药也。《外台》解急蜀椒汤即本方去干姜，加附子、粳米而成，方意及应用范围与本方同。（解急蜀椒汤见《外台秘要》）

吴茱萸汤（《伤寒论》）

【组成】吴茱萸 4g，人参、大枣各 3g，生姜 5g。

【调剂及用法】上四味，以水 200mL，煎至 100mL，去渣，一日分三回温服。

【方意解说】吴茱萸、生姜健胃镇呕，而吴茱萸尚有镇痛之效，人参主治心下痞，为兴奋性神经强壮药。大枣缓和黏滑，以制姜、萸之刺激性。综合言之，本方适用于慢性虚寒性胃炎、胃痛痞闷、干呕、吐涎沫、胃病反射引起之头疼、呕逆等。

【适应标的】《伤寒论》云：食谷欲呕者，属阳明也（按即胃病），吴茱萸汤主之。

又云：干呕，吐涎沫，头痛者，吴茱萸汤主之。

又云：少阴病吐利，手足厥冷，烦躁欲死者，吴茱萸汤主之。

《金匮要略》云：呕而胸满者，吴茱萸汤主之。

按：综观《伤寒论》《金匮要略》中本方主治之条文，即可知本方所治悉属虚寒冷性胃肠病，尤其以呕吐为主症，则本方为温性兴奋、强壮、健胃、驱水、镇呕剂也。

【运用范围】老人及贫血衰弱人的急性胃肠炎、吐利、手足冷，慢性胃炎、胃弛缓、胃内停水、胃弱、因食生冷感寒而起之胃病等。

【诸家治验】堀氏某，卒发干呕，医以小半夏汤，七日不瘥，其声振四邻。先生诊之，心下痞硬，四肢厥冷，乃与吴茱萸汤，三日而愈。（《续建殊录》）

又浪华贾人岩城氏之仆，初患头痛，次呕而腹痛，手足厥冷，大汗如流、昏冒，气急息迫，不能言语。与吴茱萸肉，诸症顿除。既而困倦甚，乃更以当归四逆加吴茱萸生姜汤，调治数日而瘳。（同上）

按：以上两例，似均属急性胃炎，而体质虚寒，病状为无热性，而有心脏衰弱脱水倾向者。

十一、芎归汤类

芎归胶艾汤（《金匮要略》）

【组成】芎䓖、阿胶、甘草各 4g，艾叶、当归各 6g，芍药、干地黄各 8g。

【调剂及用法】上七味，以水 200mL，煎至 150mL，去渣，一日分三回温服。

【方意解说】当归、芎䓖、芍药顺血行、调月经，阿胶、艾叶有止血作用，地黄补血兼止血，甘草与芍药配合，治腹痛。地、芍、归、芎为四物汤方，是妇人月经胎产之主要方剂。本方一名"胶艾四物汤"，乃治子宫出血之专剂。

【适应标的】《金匮要略》云：师曰，妇人有漏下者，有半产后因续下血都不绝者，有妊娠下血者（假令妊娠腹中痛为胞阻），胶艾汤主之。

按：所谓漏下者，乃月经过多的子宫出血，半产后因续下血是流产后的子宫出血，妊娠下血为流产之前兆，凡此均为子宫出血之疾患，本方主之。

【运用范围】妇人月经过多、子宫出血、怀孕期子宫出血、流产后及产后的出血，均可用本方。又痔疮出血。出血体质之紫斑病、鼻衄、齿衄、肾出血、血尿、直肠出血、便血等均适用。

【诸家治验】妊娠颠踬，胎动冲心，腹痛引腰股，或胎觉萎缩，或流红不绝者，速用本方，胎不殒者即安，已殒者即产。（《类聚方广义》）

又肠痔下血，绵绵不止，身体萎黄，起则头眩，四肢无力，或血痢不止，腹无热满实证，唯腹中挛痛者，此方屡效。（同上）

按：此方为补血止血最稳健平和之主要方剂，故凡妇人月经胎产之一切出血，用之绝无一流弊。此外其他原因之出血，均可应用，因出血而继发性贫血者尤佳。

当归芍药散（《金匮要略》）

【组成】当归、芎䓖各 8g，芍药、茯苓、白术、泽泻各 10g。

【调剂及用法】上六味，各研成粗粉，混合，绢包，一日分三回煎服，每次煎成 50mL，去渣服。或作一次煎，以水 300mL，煎至 150mL，去渣，一日三回分服。

【方意解说】当归、芎䓖、芍药调经、顺血行，缓解子宫神经痉挛，调整月经。白术、茯苓、泽泻，为利尿驱水药。综合而成妇人调经利尿剂。主治怀孕妇之羊水过多，月经不调、带下、腹痛、足肿等。

【适应标的】《金匮要略》云：妇人怀娠，腹中疙痛，当归芍药散主之。

又云：妇人腹中诸疾，当归芍药散主之。

按：本方为妇人月经痛、月经不调、怀孕期腹痛等之主要方剂。

【运用范围】妇人妊娠中如浮肿、胎动不安、羊水过多、腹痛、常习性流产等，持续服本方，有防止流产之效。慢性肾脏炎、浮肿性脚气、高血压、血管硬化症、妇人月经痛、痔疾、脱肛等。

【诸家治验】苏州妇人求诊。病者患腹痛，自以手按其腹，主诉谓腹痛日夜无间，旷日已七年，求医四方，服药针灸百治无效。先生诊之，脐旁至胸下，挛急疼痛，乃与归芍散方，三日而沉疴顿去。（《续建殊录》）

本方妊娠产后下利腹痛，小便不利，腰脚麻痹而无力者，有卓效。（《类聚方广义》）

十二、消导方类

厚朴七物汤（《金匮要略》）

【组成】厚朴 10g，甘草、大黄各 4g，枳实、生姜各 7g，桂枝 4g，大枣 5g。

【调剂及用法】上七味，以水 500mL，煎至 200mL，去渣，一日三回温服。

【方意解说】本方为厚朴三物汤合桂枝去芍药汤，加重生姜之量。厚朴、枳实为健胃整肠药，主治腹胀满，大黄主健胃与泻下，桂枝去芍药治桂枝汤证而胸满者，生姜止呕、驱水毒，用于发热脉浮之桂枝汤证兼腹满、呕吐、胸满等上冲症状，最为适宜。

【适应标的】《金匮要略·腹满寒疝宿食病脉证治》曰：病腹满，发热十日，脉浮而数，饮食如故，厚朴七物汤主之。

按：本方以腹满、发热、上冲、呕逆、胸满、大便不通为标的。

【运用范围】胃肠炎、腹膜炎、肠梗阻、肠充气、鼓肠、痢疾。

【诸家治验】一农家子，年可二十许。礼石尊佛归，寒热如劳，颜色苍瘦，腹满少气，胸前有青络脉，自乳下至中脘，状如丝瓜络，常居暗室，不欲见客，脉微数。心知难治，实告其父。其父擅言辞，曰：固知非小病，故远乞枉驾，倘不蒙援手，遍国中谁复可托者，但愿赐药足矣。余以其非急死之证，与厚物七物汤而走。复数日，又来乞药，云服药后颇轻快，因仍与前剂。又经数日，请再诊，云病已大愈，余疑其妄，谢曰：疾不可为，再诊无益也。使者固请，强命驾而行，则见病者施然出迎于堂上，异而诊之，腹满已消，寒热已止，元气清爽，言笑如常人矣。病愈之速，至今莫知其所必然。（《丛桂亭医事小言》）

橘泉于 1935 年秋，诊治一肠闭塞吐粪证。患者为双林郑氏友农之妻妹，时适怀孕五月，忽患腹剧痛，发热呕吐，大便不通。曾经诸医诊治，或谓胎攻不安，或谓痧疫霍乱，杂治无效。余诊之，腹痛在脐左侧上方，痛时可见攻起有形，呕吐剧烈，吐出粪臭黄色液状物，患者右侧卧，而不能转动，脉弦紧而沉，舌苔黄腻，痛苦呻吟，厥状堪怜，大便欲下不能下，小便短少。余断为肠部闭塞，拟厚朴七物汤加蜀椒、当归，嘱轻煎而以少量频频与之，因略多饮即呕吐，故另以生姜汁，时时沾舌上，勉强进药半剂。腹中微鸣动，而得矢气数下，得竟全剂。翌晨，大便下，腹痛轻减，复诊守原法。呕吐止，而进药亦易矣，只三数剂而痊愈。此病吐粪，当系肠闭塞，但不知究系纽结性闭塞欤？抑为套叠性闭塞？固无从测知。而厚朴七物汤之能奏效，殆闭塞之原因于肠机能弛缓而来耶？

厚朴三物汤（《金匮要略》）
厚朴大黄汤（《金匮要略》）

【组成】

（1）厚朴三物汤

厚朴 10g，枳实、大黄各 5g。

（2）厚朴大黄汤

厚朴 6g，枳实 4g，大黄 9g。

【调剂及用法】

上三味，以水 200mL，先煎厚朴、枳实至 150mL，去渣，一日分三回温服。

【方意解说】

（1）厚朴三物汤

本方药味与小承气汤同，但本方重用厚朴之量，以厚朴为君。厚朴为行气治腹胀之主药，枳实治痰饮结实，大黄下宿便，故小承气汤主在泻实，本方主在行气。凡肠间气闭而腹胀痛者，用之甚合。

（2）厚朴大黄汤

本方与厚朴三物汤只分量不同，与小承气汤亦然，治效因而稍异。仲景方之法度准绳，于此可见也。

【适应标的】《金匮要略·腹满寒疝宿食病脉证治》云：痛而闭者，厚朴三物汤主之。

按：本方以腹满、心下痛，或腹痛呕吐，大便不通为标的。

《金匮要略》"痰饮咳嗽篇"云：支饮胸满者，厚朴大黄汤主之。

按：本方以心下支急，胸满结实，便秘，心下痛，或吐水为标的。

【运用范围】胃肠病、腹膜炎、肠梗阻、肠充气、食物发酵性肠炎、下利后重、腹胀等。

【诸家治验】本方治痢疾腹满甚，里急后重等，有著效。（《类聚方广义》）

胸满而心下有支饮，结实而大便硬，或秘结，时时心下痛，或吐水者，为厚朴大黄汤证。枳实主胸胁间痰饮结实，厚朴开痞满，和之以大黄利宿便硬便，疏涤肠胃。此方与小承气汤同药味，但分量差耳。厚朴大黄汤君厚朴，臣枳实，佐大黄，故主治胸满，而不主疏涤；小承气汤君大黄，臣枳实，佐厚朴，故主治大便硬，不通，而腹证但为腹微满，心下硬耳。此古方之所以详于分量也。（《腹证奇览》）

橘泉按：以上所论系本方与小承气汤之辨别，若与厚朴三物汤则仍含混不清，此盖日本汉医尝以本方与厚朴三物为一方也。陆渊雷先生曰：东医多以本方与厚朴三物汤为一方，然本方大黄用六两（古分量），枳实四枚；"三物汤"大黄四两，枳实五枚，则本方之大黄最多，枳实差少。又"三物汤"厚朴八两，本方一尺，考《名医别录》合药分剂法则云：凡方云用桂一尺者，削去皮，重半两为正，甘草一尺者，二两为正。陶氏所谓桂当是桂枝，若肉桂，则同一尺度之桂，当重于甘草，不当反轻四倍。今以甘草之重推测厚朴，则一尺当重四五两。是本方之大黄最重，厚朴尤轻，故知本方与"三物"之不同。此必有故，今未易推究耳。

大承气汤（《伤寒论》）

【组成】大黄5g，枳实、芒硝、厚朴各10g。

【调剂及用法】上四味，以水500mL，先煮枳实、厚朴至半量，再入大黄，煎至150mL，去渣，冲入芒硝溶化，一次顿服。

【方意解说】本方以厚朴、枳实治腹满，大黄、芒硝泻下而消炎，用于热性病之腹满燥实坚者。

【适应标的】《伤寒论》云：阳明病，脉迟，虽汗出，不恶寒者，其身必重，短气腹满而喘，有潮热者，此外欲解，可攻里也。手足濈然汗出者，此大便已硬也，大承气汤主之。若汗多，微发热恶寒者，外未解也，其热不潮，未可与承气汤。若腹大满不通者，可与小承气汤微和胃气，勿令至大泄下。

又云：阳明病有潮热，反不能食者，胃中必有燥屎五六枚也，若能食者，但硬耳，宜大承气汤。

又云：汗出谵语者，以有燥屎在胃中，此为风也，须下之，过经乃可下之。下之若早，语言必乱，以表虚里实故也。下之则愈，宜大承气汤。

又云：二阳并病，太阳证罢，但发潮热，手足漐漐汗出，大便难而谵语者，下之则愈，宜大承气汤。

又云：阳明病下之，心中懊憹而烦，胃中有燥屎者可攻；腹微满，初头硬，后必溏，不可攻之；若有燥屎者，宜大承气汤。

又云：病人小便不利，大便乍难乍易，时有微热，喘冒不能卧者，有燥屎也，宜大承气汤。

又云：伤寒六七日，目中不了了，睛不和，无表里证，大便难，身微热者，此为实也，急下之，宜大承气汤。

又云：阳明病，发热汗多者，急下之，宜大承气汤。

又云：发汗不解，腹满痛者，急下之，宜大承气汤。

又云：腹满不减，减不足言，当下之，宜大承气汤。

又云：阳明少阳合病，必下利，脉滑而数，有宿食也，当下之，宜大承气汤。

又云：少阴病二三日，口燥咽干者，宜大承气汤。

又云：少阴病自利清水，色纯青，心下必痛，口干燥者，急下之，宜大承气汤。

又云：少阴病，六七日，腹胀不大便，宜大承气汤。

按：本方以腹膨满充实，潮热，便秘，谵语，脉沉实有力，舌干燥苔焦黄或黑等为标的。

【运用范围】诸般急性热病之病程中有前述之证候者。肥满型体质、高血压症、精神病、冲心型脚气、消化不良性胃肠炎。

【诸家治验】痢疾大热，腹满痛如锥刺，口舌干燥或破裂，大便日数十行，或便

脓血者，本方有效。（《类聚方广义》）

又脚气证，其人胸中跳动，心下硬，短气，腹满，便秘，脉数者，其状虽似缓症，决不可轻视，必有不测之变，早用此方，逐除郁毒，则不致大患。（《类聚方广义》）

浅田氏云：亡友尾台良作屡称，治脚气肿满冲心，莫若大承气汤。余壮年时，未然其说。其后，中桥大锯街一商夫，年二十四五许，患脚气，两脚麻痹微肿，服药四五日，脚疾如失。其人大喜，漫于食禁，动作五六日，忽腹满如鼓，大小便不利，气急促迫，两脚满肿，脉洪数。余见而惊骇，以为冲心在瞬息间也，欲与降气利水之剂。继思此人适恣饮啖，或当有停滞胃实之证，须先去宿滞，而后治冲心。乃急令服大承气汤，二贴而小便稍利，腹满稍减。连服五六贴，大便渐通，诸症皆安。十余贴大患霍然而愈。据是，余始服良作之说。

橘泉按：冲心型脚气之用泻下疗法，殆甚合理。现代医学所知之脚气病由缺乏维生素乙制剂而引起，供给大量维生素乙，虽能治脚气，但冲心型脚气急剧者，注射强力维生素乙制剂，事实上不如鸡鸣散奏效之速。但鸡鸣散中药物绝无维生素乙制剂，亦以其泻下作用而奏效也。用鸡鸣散冷服，往往奏泻下作用而病愈，故病急时，径用大承气汤下之，亦奏良效耳。据此，脚气本系一种自身中毒，虽由缺乏维生素乙而诱起神经中毒性的脚气症状，而用泻下剂以排除毒素，亦与现代疗法有异曲同工之效用也。

橘又按：大承气汤原为效力准确之泻下剂，运用范围殊广泛，凡急性胃肠炎、肺炎、猩红热、疟疾、痢疾、麻疹、天花等，不拘何种急性热病，而有痞满躁实坚、脉沉实、舌苔干燥者，均可选用。余每于伤寒（真性肠热症）初起一周内，如患者体壮实而现便秘、腹满、舌苔厚腻者，用本方一二剂，以清除其肠中积滞，虽不能缩短病程，然此而转归、预后益为良好。此盖肠内容肃清后，患者舌苔亦减少，食欲较易增生。以伤寒病原在小肠，病灶之炎症溃疡，非经三四周不易收敛，肠内容肃清而食欲增进，则营养物始能接受，故肠出血等并发症竟可免，而预后亦佳也。然初起即便溏而体力衰弱者不得妄用本方，此亦不可不知。其他实例甚多，不及备载。

小承气汤（《伤寒论》）
三化神佑汤

【组成】

（1）小承气汤

大黄、枳实各 5g，厚朴 7g。

（2）三化神佑汤

大黄、枳实各 5g，厚朴、羌活各 7g。

【调剂及用法】

（1）前方三味，以水 200mL，先煎厚朴、枳实至 150mL，去渣，浸大黄数分钟，去渣，一日分二回温服。

（2）后方四味，煎服同前。

【方意解说】本方大黄之分量较轻，且不用芒硝，而泻下之力缓，故名小承气汤，用于大承气汤证之较轻一等者。又，本方加羌活名三化神佑汤，羌活为镇痛药，古称祛风、活血，用于高血压血管硬化、卒中后半身不遂或风湿病等之便秘等症。

【适应标的】《伤寒论》云：阳明病，脉迟，虽汗出，不恶寒者，其身必重，短气、腹满而喘，有潮热者，此外欲解，可攻里也。手足濈然汗出者，此大便已硬也，大承气汤主之。若汗多，微发热、恶寒者，外未解也，其热不潮，未可与承气汤；若腹大满不通者，可与小承气汤微和胃气，勿令至大泄下。

又云：阳明病，谵语，发潮热，脉滑而疾者，小承气汤主之。因与承气汤一升，腹中转矢气者，更服一升，若不转矢气者，勿更与之。明日又不大便，脉反微涩者，里虚也，为难治，不可更与承气汤也。

又云：下利谵语者，有燥屎也，宜小承气汤。

按：本方以腹满、大便不通、潮热、谵语、腹中有燥屎为标的，虽与大承气汤证相同，而症状较轻。或有大承气汤疑似证，而未能下确断时，先以本方作试探性质之投与，投药后若腹中转矢气（放屁）者，即可证明肠中有燥屎也。故临床经验未深之医者，若遇承气汤证，宜先用小承气汤，投药后得矢气而未下时，再与大承气汤可也。

【运用范围】同前。

【诸家治验】治痢疾初发，精神甚盛，腹痛难忍，或作胀闷，里急后重，数至圊而不能通，窘迫甚者，本方甚效。（《入门良方》）

治腹满大便不通，汗多，大便硬，谵语，发潮热。或大便初头硬后溏者。微烦，小便数大便硬者下利或哕而谵语者。均宜本方。（《方机》）

三承气汤功用仿佛，热邪传里。但上焦痞满者，宜小承气汤；中有坚结者，加芒硝软坚而润燥，病久失下，虽无结粪，然多黏腻结臭恶物，得芒硝则大黄有荡涤之能；设无痞满，唯存宿结，而有郁热者，宜调胃承气汤也。（吴又可）

橘泉按：小承气汤泻下之力甚缓，余尝用于急性胃肠炎（俗称伤食）。因食物不适，过食而致痞闷，腹痛，下利不畅，舌黄，口渴，脉数实，身热有汗，夜寐不安者，与本方加消化剂，若神曲、山楂等，颇著效果。又，血压过高、血管硬化症之慢性便秘，常用三化神佑汤合桃仁承气汤等，每每获效。

调胃承气汤（《伤寒论》）

【组成】甘草、芒硝各 7g，大黄 10g。

【调剂及用法】上三味，以水 200mL，先煎甘草、大黄，后冲入芒硝溶化，去渣，一回顿服。

【方意解说】本方即大承气汤方去枳实、厚朴，加甘草。以硝黄泻下胃肠中之宿便，佐以甘草之缓和，成为缓下之方剂。用于急性热病过程中，或老人、小儿等之便秘、发热、口干、头疼、齿痛等。

【适应标的】《伤寒论》云：若胃气不和，谵语者，少与调胃承气汤。

又云：阳明病，不吐、不下，心烦者，可与调胃承气汤。

又云：太阳病三日，发汗不解，蒸蒸发热者，属胃也，调胃承气汤主之。

又云：伤寒，吐后，腹胀满者，与调胃承气汤。

又云：太阳病未解，脉阴阳俱停，必先振栗，汗出而解。但阳脉微者，先汗出而解；但阴脉微者，下之而解。若欲下之，宜调胃承气汤。

又云：伤寒十三日，过经谵语者，以有热也，当以汤下之。若小便利者，大便当硬，而反下利，脉调和者，知医以丸药下之，非其治也。若自下利者，脉当微厥，今反和者，此为内实也，调胃承气汤主之。

又云：太阳病过经十余日，心下温温欲吐，而胸中痛，大便反溏，腹微满、郁郁微烦，先此时自极吐下者，与调胃承气汤，若不尔者，不可与。但欲呕，胸中痛，微溏者，此非柴胡汤证，以呕，故知极吐下也。

又云：发汗后，恶寒者，虚故也。不恶寒，但热者，实也，当和胃气，与调胃承气汤。

按：本方以腹中实而不满，有燥屎，不大便，谵语，发潮热，烦躁等为标的。

【运用范围】同上。

【诸家治验】本方治膏粱太过之辈，其毒酿于胃肠，升降失政，潮热寐汗，微咳，脉数，大便或秘，或作下利状者。形似虚劳，心气迫塞，悲笑无时，胸动而行步难，其腹微满，或里急拘挛者。凡胃府酿成食毒，发诸症，或下流而郁结于肠中，小腹微满，大便不快，月事为之失政者，视其的证施之，则有万全之效。（《用方经权》）

痘疮、麻疹、痈疽、疔毒内攻冲心，大热谵语，烦躁闷乱，舌上燥裂，不大便，或下利，或大便绿色者，宜本方。又牙齿疼痛、龈肿胀痛、龋齿枯折、口臭等，其人平日多大便秘结而冲逆，宜调胃承气汤。又反胃、膈噎、胸腹痛或胀满，腹中有块，咽喉燥者，郁热便秘者，消渴，五心烦热，肌肉燥瘠，腹凝闭而二便不利者，皆宜本方。（《类聚方广义》）

桃仁承气汤（《伤寒论》）

【组成】桃仁 10g，甘草 3g，芒硝 5g，大黄 6g，桂枝 8g。

【调剂及用法】上五味，以水 500mL，先煎四味至 200mL，去渣，冲入芒硝溶化，一日分三回温服。

【方意解说】本方即调胃承气汤方内加桂枝、桃仁二味。调胃承气肠以泻下为目的，而桂枝调血行，主治上冲，桃仁则去局部之凝血，桂枝与桃仁协同作用，疏通血行之障碍，故上部（或局部）充血之诸症，本方为最合理想之处方。

【适用标的】《伤寒论》云：太阳病不解，热结膀胱，其人如狂，血自下，下者愈。其外不解者，尚未可攻，当先解其外；外解已，但少腹急结者，乃可攻之，宜桃仁承气汤。

按： 本方以下腹部急结、少腹两侧有索状物，患者有他觉的触痛，并上冲、瘀血、充血等证为标的。

【运用范围】脑充血，精神异常兴奋，发狂，头痛，脑涨，眼结膜充血炎症，齿龈充血性炎症。妇人月经困难，月经不顺，胎盘残留之下血不止，胎死腹中。吐血，鼻衄，齿龈出血，痔肿出血，肛门周围炎。

【诸家治验】妇人月事沉滞，数月不行，肌肉不减，为瘕为沉，本方主之。（《儒门事亲》）

按： 此以本方为通经剂。

吐血势不可遏，胸中气塞，上吐紫黑血，此瘀血内热盛也。（《证治大还》）

按： 此以本方为降血剂。

龋齿数年不愈者，作阳明蓄血治，好饮者多，以桃仁承气汤研末蜜丸，屡服效。（《张氏医通》）

按： 此为充血性齿龈炎，以本方为降血剂。

治女子月事不调，先期作痛，与经闭不行者。（《柯氏方论》）

按： 此亦以本方作通经剂。

龋齿龈疽，骨槽，诸种齿痛难堪者，余用之屡屡效，盖此多属血气冲逆也。（《芳翁医谈》）

按： 此亦血上冲疾患。

妇人久患头疼，诸药不效者，以本方则愈。（《青州医谭》）

按： 此亦为充血性头疼。

《樱宁生传》：马万户妻，体肥而气盛，自以无子，尝多服暖子宫药，积久火甚，迫血上行为衄，衄必数升，头面赤，脉躁疾，神愦愦如痴，医者犹以治上盛下虚丹剂镇坠之。滑伯仁曰：经云上则下之，今气血俱盛，溢而上行，法当下道，奈何实实耶，即与桃仁承气汤三四下而愈……

按： 体肥气盛其素禀为多血质，"头面赤，脉躁疾，神愦愦如痴"。活现一派脑充血症状。其不致脑出血而成卒中者，当系年事尚轻，脑部血管未硬变，故上冲之血，走向鼻膜血管而出也。

又云：一妇人每好饮酒。一日大醉，忽妄语如狂，后卒倒直视，四肢不动……

手足温，脉滑疾，不大便十余日，额上微汗出，面部赤，自胸中至少腹硬满，不能食，与桃仁承气汤服之。五六日，瞳子少动，手足得屈伸。至七八日，大便通，呻吟十余日，诸症渐退。

按：脑充血因酗酒醉饱等而起者颇多。本例症状"卒倒直视""四肢不动""手足温""脉滑疾""大便不行""额汗""面赤""胸腹硬满"等，为醉饱后肠中结积压血上冲，而起脑充血。

一人走来叩门，谓先生曰：急事请速来。仓皇未告其故而去。至则堂上堂下男女狂躁，一妇毙放旁。先生怪问之，则曰有无赖少年，屡来求货财，不知餍足，我今骂之，无赖狂怒，奋起将殴我，拙荆惊避之，无赖搤其喉立毙，遂骇走。今事急矣，幸先生来，愿即救治。先生命人汲冷水一盈盘枕之，以水灌头半时许，而后刺之，即苏。更令安卧，别以巾浸冷水围其颈，觉温则易之。与桃仁承气汤加五灵脂而返。明日复往诊，妇人喜谢曰：幸蒙神术，得免于死。（《生生堂医谈》）

按：脑充血往往有因惊怖愤怒而起者。本例以冷水枕脑，冷湿巾罨颈，针刺以激起反射。以本方降血，为明显合理的疗法也。

古代记载例不胜举，兹将橘泉所治数例，录之于后。

韩君，住苏州太子码头，年五十许，体健硕，营南货业，平素嗜酒，且患慢性便秘。日寇盘踞时，一日夜半，敌宪率伪警突叩门检查户口，其势汹汹，韩系善良商人，胆素懦弱，且其时陷区人民望敌宪如魔影，闻之不寒而栗，其时韩手足无措，瞠目不知答。敌去后，韩忽头晕欲倒，手足麻木，舌蹇而语言不清。次晨邀余诊，脉充实有力，心悸亢进，颜面潮红，足冷，右手足捉摸无力，举动不灵，大便二日不行，即与桃仁承气汤加重其剂（照原方分量加五成），并加牛膝、川芎。一剂大便下，而能入寐。后以原方分量续服五剂，诸症悉退。因嘱戒酒，注意便通，而复健康。

王太太，住山塘街，年四十五岁，形瘦身长，素患慢性支气管喘息性炎症，咳嗽气逆，每年秋冬常发作，发则不能平卧，特于夜间更甚，有时剧咳咯血，动辄气逆。今年春旧病未瘥，复增头痛，两眼赤烂羞明，目胞肿，发热，体温为38℃，大便不行。经西医注射麻黄碱及静脉滴注葡萄糖和维生素乙、丙等，并内服青霉素片剂，医治三日，非特不见减轻，反陷入迷糊状态中。及邀予往诊时，患者目赤肿，阖不能视，神识知觉虽存，但不知时之昼夜，嗜卧不欲言，询之往往不答，舌苔则黄厚垢浊，腹部虽凹陷如舟，但小腹急结，脐动脉搏动显著，心悸亢进，遗尿竟不自觉，脉搏强大而紧张充实，因瘦极而触知更显明，且重按弹力甚强实。余断为因喘咳宿病而动脉硬变，血压过高，与桃仁承气汤加远志、牛膝、川芎。一剂即松，三剂后诸症悉退，起坐索食矣。

王君务本，南通籍，肄业苏高中。一日来诊，见其左侧颊车肿大如含胡桃，牙关拘紧，言语不利，同时左侧头痛，左耳内掣痛，形寒怕风，体温为 38.3℃，口腻痰多，舌胖大，因颊车拘紧，几不能伸展，大便每日自下，只略感不畅，脉搏充实紧张。据称病起已七八日，经某西医治以磺胺类并含漱药水等，无效，谓须切开排脓，他无别法云云。彼因畏开刀而转向余处。与桃仁承气汤，一服肿减，三服全消。

乔司空巷某姓（因时间已久而遗忘，此八九年前之事）少女，年十八九岁，体材瘦小，未婚。患神经错乱，狂妄不宁，吵骂不休，歌哭无常，夜则通宵不寐，如是者已十多日。时余亦寓是巷，因邀余诊，至则见患者目炯炯发光，眼结膜发赤，其势凶狠欲扑人，挥臂有力，高声狂叫，几不可接近。勉强乘机摸得其脉，鼓指而坚强，见其鼻孔有血渍，其家人疑系撞伤所致。询其月事及大便，其母谓大便不知，月经则有二三月不觉其来潮，因处大剂桃核承气汤（照原方分量加五成），设法灌服。次日大便行，狂势较减。续服一剂，得安眠。后减轻其剂，再服二三剂而愈。

按：其余上部充血性病例，以本方治愈者甚多，例不胜举，但大都因诊务匆忙，事繁不及记录，时过境迁，遗忘者多，上述数例为其中印象之较深者。

又本方不仅奏著效于上部诸症，而对于胎盘残留、子宫出血不止，亦有卓效，并可免去子宫内之手术，产妇科专家不妨一试。查胎盘残留大都发于流产后，因妊妇早期流产后，胎盘往往不能整个剥离而下。若残留一部分在内，则不拘或大或小，均属所谓子宫异物，其子宫势必依然起收缩运动，以图排除此异物。子宫收缩运动愈盛，出血愈多，残留的胎盘，一日不下，子宫的运动一日不停，流血亦一日不止。此在西医妇产科的唯一疗法为手术，在子宫内以器械刮除此残留胎盘，则血自止，否则任何昂贵的止血针或内服药剂，均不相干，服中药阿胶等亦属无济。于此可知医学无论中西，对于疾病诊断正确而施用疗法恰当之重要也。

吴兴沈联芳先生之内弟郑君，住苏州护龙街（今改人民路）。其夫人妊娠四五月时流产后，流血涓涓不绝，延至月余后，血愈出愈多。因高度贫血而时时头晕眼花、胸闷泛呕、小腹攻痛，产科医某谓胎盘残留，非刮子宫不可，劝令速送博习医院，否则有生命之险。郑君素畏手术，迟疑不决，由联芳先生介绍，邀余往诊。患者出血过多，颜面苍白，脉细而弱，舌淡白，唇色亦白，心脏搏动尚正常，大便三四日不行，视其神气已十分疲惫。时余以桃仁承气汤可适应，但以其衰弱颇甚，踌躇不决，嗣再三考量，毅然处以本方（原方分量），加当归四钱、黄芪三钱、别直参二钱与之。翌日再诊，精神较好，而流血著减，唯小腹尚感不适。原方略减轻分量。三诊时血全停，易方为当归芍药散，嘱服两剂，至第四日于小便后（其时流血早止）落下如鱼肠状物一片，于搪瓷便斗内，长二寸许，赫然残存之胎盘得以剥离而自下也。后以归芍散方加减调理，旬余而痊。

抵当汤（《伤寒论》）
抵当丸（《伤寒论》）

【组成】

（1）抵当汤

水蛭、虻虫、桃仁各 5g，大黄 10g。

（2）抵当丸

水蛭、虻虫、桃仁、大黄等分。

【调剂及用法】

（1）前方四味，以水 300mL，煎至 150mL，去渣，分三回服，不下再服。

（2）四味研细，分四丸蜜丸，每次一丸，绢包，以水 100mL，煎至 60mL，顿服，晬时当下血，若不下者更服。

【方意解说】本方中水蛭、虻虫二味，均为吸血虫类，有溶解凝血之作用。凡非生理的血液，古称瘀血。此类去瘀血药物，对陈久性的血郁血栓塞等，有疏通及排除之功。且伍以桃仁、大黄之协力作用，不单化瘀血，而且泻下、消炎，排除凝结性之废物，故用于小骨盆腔内之滞血、血肿、血块、血栓塞等疾患，为有效之驱瘀剂也。

【适应标的】《伤寒论》云：太阳病，六七日，表证仍在，脉微而沉，反不结胸，其人发狂者，以热在下焦，少腹当硬满。小便自利者，下血乃愈。所以然者，以太阳随经，瘀热在里故也，抵当汤主之。

又云：太阳病身黄，脉沉结，少腹硬，小便不利者，为无血也；小便自利，其人如狂者，血证谛也，抵当汤主之。

又云：阳明证，其人喜忘者，必有蓄血。所以然者，本有久瘀血，故令喜忘，屎虽硬，大便反易，其色必黑，宜抵当汤下之。

又云：病人无表里证，发热七八日，虽脉浮数者，可下之。假令已下，脉数不解，合热则消谷善饥，至六七日不大便者，有瘀血，宜抵当汤。

又云：伤寒有热，少腹满，应小便不利。今反利者，为有血也，当下之，不可余药，宜抵当丸。

按：本方以患者下腹部膨满感，按之有抵抗而压痛，小便畅通，大便色黑，或伴有种种神经症状而善忘者为标的。

【运用范围】月经闭止、子宫筋肿的轻症、脱疽、精神病之治症用，狂犬病之预防用。

【诸家治验】抵当汤、抵当丸治瘀血者。凡有瘀血者也，少腹硬满，小便快利者，一也，腹不满，其人言我满者，二也。急则以汤，缓则以丸。(《方极》)

抵当汤治小腹硬满，小便自利，发狂者，喜忘，大便硬，反易通，色黑者，脉浮数而善饥，大便不通者，经水不利者。(《方机》)

此方云蓄血，云少腹硬满，此之桃核承气汤证其病沉结，根已深，蒂已固，至此非以水蛭、虻虫之类，则不能攻破之。(方舆輗)

跌扑坠伤，瘀血凝滞，心腹胀满，二便不通者经闭，少腹硬满，或眼目赤肿疼痛，不能瞻视者。经水闭滞，腹底有癥，腹皮见青筋者。并宜本方。若不能煮服之，为丸以酒送下为佳。(《类聚方广义》)

橘泉按：抵当丸服法，宜以黄酒煎，连滓服之，效果方著。若不能饮酒者，可以酒少水多，盖酒能助药力之发挥也。又酒经煎煮后，酒精大部分已挥发，则不易醉人。

大黄附子汤 (《金匮要略》)

【组成】大黄、附子各7g，细辛4g。

【调剂及用法】上三味，以水300mL，煎至150mL，去渣，一日分三回温服。

【方意解说】本方以附子、细辛为兴奋性逐寒镇痛药，对于贫血虚寒性神经痛挛痛等有卓效，伍以大黄之疏导肠管，协助附子、细辛之温运疏通，则有相得益彰之效。用于寒凝气滞之腹胁挛痛而兼大便不下者殊合。

【适应标的】《伤寒论》云：胁下偏痛，发热，其脉紧弦，此寒也，以温药下之，宜大黄附子汤。

按：本方以腹痛恶寒或胸胁、腰胯偏痛，发热，恶寒甚，大便不通，痛甚身体不可转侧，坐卧不安者为标的。

【运用范围】肠疝痛、胸肋腰间肌神经痛、慢性盲肠痛、偻麻质斯等而兼便秘者。

【诸家治验】胁下偏痛，固大黄附子汤所主，然痛引胸中，且咳者，虽恶寒脚冷，脉微，亦与十枣汤。痛连脐旁，或牵少腹者，宜乌头汤，又有宜当归四逆兼吴茱萸汤者。盖或宜攻繁，或宜调和，或宜和攻并施，诸病皆然。治疗固非一途，须审明病情，以处其治，举措一失，则可治者转为剧。（《榕堂翁疗难指示录》）

此方主偏痛，不拘左右，凡胸下自胸胁至腰痛者宜用之。但乌头桂枝汤主腹中央痛，而及于胸腹。此方则主胁下痛而牵引他处者也。盖大黄与附子伍者皆然，寻常之证，如附子泻心汤、温脾汤亦然。凡顽固偏僻难拔之积，皆阴阳错杂，非常例所拘，附与石膏伍者亦然。（《方函口诀》）

走马汤（《外台秘要》）

【组成】巴豆、杏仁各一枚。

【调剂及用法】上二味，以消毒纱布或绢袋包，锤烂，用沸开水约30mL泡浸之，须臾绞去渣，取乳白色汁，一次顿服。

【方意解说】本方之巴豆为强力之峻下剂，伍以杏仁。《续药征》云：巴豆与杏仁同用则能驱心胸之毒，盖杏仁主治胸间停水。本方用于食物中毒性心胸脘腹大痛，大便不通时，直有斩关夺门之效，唯心脏不健全患者须审慎，以勿用为宜。

【适应标的】中毒心痛、腹胀、大便不通。

按：本方治咽喉食道胃囊间之猝然壅塞不通，而室塞闷闭大痛。有顷刻闷绝之危险时，作急救用之，为气管切开术或胃灌洗术等不及施行时之代替法。

【运用范围】气管白喉及声门水肿等之窒息时，食物中毒性胃炎之胃壅塞不通（即俗称干霍乱，欲吐不吐欲下不下）。

【诸家治验】走马汤治胸腹有毒，或心痛，或腹痛。（《方极》）

治中恶心痛，腹胀大便不通者。又治喘鸣息迫，如小儿马脾风之类，吼喘息迫者。（《方机》）

马脾风胸腹暴胀、喘急、大便不通者，宜此汤。（吉益猷）

橘泉按： 古所谓马脾风者，殆系气管白喉之窒息性症状也。

凡卒中风、急惊风、脚气冲心、痘疮内陷、疥癣内攻、干霍乱诸般卒病，其势险急，迫于胸喉，不得息者，皆宜此方。（《类聚方广义》）

此方为紫圆之原方，同类之药也。凡中恶卒倒诸急证，牙关紧急，人事不省者，灌此药汁二三沥，即奏效，又用于打扑下绝倒口噤者。（《方函口诀》）

一小儿不足两龄，患气管白喉，初则喘咳如犬吠声，旋即呼吸迫促，几濒窒息，面色惨白，似非急施气管切开术，不足以挽救。因往诊在乡间，急切不及送入病院，无已，径于药囊内取巴豆一粒，杏仁一粒，于研杯中，加水少许，研汁，以注射针筒吸取 1mL，射入患儿喉间，立即挣扎如濒死者。须臾颜面红涨，剧烈呕恶，挣扎一阵，呕出痰涎水沫甚多，中有管状物形似蚕蜕衣者一条，此盖气管内之白喉瞖膜也。于是呼吸得展，得救后，再为之注射白喉血清而告痊。（矢数有道）

紫圆（《千金方》）

【组成】巴豆霜 2g，杏仁 8g，赤石脂、代赭石各 4g。

【调剂及用法】上四味，先研代赭石、赤石脂为细末，后入杏仁、巴豆合研，以米糊适宜为丸，如黍米大，每回 1 ～ 2g，温水送服，以大便下为度。

【方意解说】本方巴豆、杏仁二味，即走马汤方，以不用汤而制为圆（古方丸剂称圆）剂，取其缓行。赤石脂、代赭石二味，不仅作为赋形药，且有保护肠黏膜的作用，故虽下而不伤人也。

【适应标的】《千金方》云：主小儿变蒸发热，及伤寒壮热汗后热不歇，腹中有痰澼，哺乳不进，吐乳食痫，先寒后热。又小儿夏热，多发疹，二三十日令一服佳。紫圆无所不疗，虽下不虚人。

按：本方以小儿食积、便秘、吐乳食或下不消化物、发热、惊搐等为标的。不拘男女长幼，凡因肠中积滞而起之诸症，均可作本方之适应标的。

【运用范围】小儿乳食积结、急慢性胃肠炎、肠寄生虫。

三物备急丸（《金匮要略》引《千金方》）

【组成】大黄、干姜各14g，巴豆7g。

【调剂及用法】上三味，共研细，炼蜜为丸，如梧桐子大，每回1～2g，顿服，以暖水或酒灌下，当腹中鸣，即吐下便瘥。若口噤，亦须撬齿灌之。

【方意解说】本方与紫圆不同者，彼有赭石、石脂之与巴豆、杏仁起拮抗作用，而药力较和。此方巴豆与干姜、大黄合用，取干姜之健胃、镇痛，大黄之健胃、泻下，故用于心腹卒痛、寒凝、宿食停积诸症，药力迅烈，因名"备急"也，然较走马汤为缓耳。

【适应标的】《金匮要略·杂疗方》云：备急丸主治心腹诸卒暴百病，若中恶，客忤，心腹胀满，卒痛如锥刺，气急，口噤，停尸卒死者。

按：本方以急救寒食交阻，卒暴，胸腹痛吐泻不得之体壮实者为标的。

【运用范围】急性胃炎、肠炎、胃癌、食物中毒性腹痛、呕吐、大便不通。

【诸家治验】治霍乱心腹痋痛，冷气筑心。又治干霍乱。心腹疼痛，气短急，四体闷，不吐利，烦冤难忍，此名干霍乱，斯须不救，急治方（以本方加吴茱萸）。（《太平圣惠方》）

若寒热如疟，不以时度，肠满膨脝起，则头晕，大便不通，或时腹痛，胸膈痞闷。此由宿谷停留不化，积于肠间，气道不舒，阴阳反乱，宜备急圆。（《全生指迷论》）

曾有妇人热而大便秘，脉实，子死腹中，已致昏不知人，医用备急圆，胎下人活。（《澹寮集验方》）

独行丸（即本方）治中食至甚，胸高满闷，吐法不效，须用此药攻之。若昏晕不醒，四肢僵硬，但心头温者，抉齿灌之（每服五七丸，用姜汤化下，若服后泻不止者，用冷粥汤饮之即止）。（《医学心悟》）

大吕丸（即本方）治毒迫心下，心腹卒痛气急者。后世多用于食毒，其实不限于食毒，凡毒迫心下急痛者，皆可用之。若不大便，或因腹满急痛，致四肢微冷，或中暑毒，迫于心下急而痛，用理中香薷饮等难效者，皆可用此方。(《春林轩丸散便览》)

橘泉按：本方为食物障碍性胃肠病，心腹急剧大痛之效方。余曾用治一胃病，患者男性，年四十余，宿患慢性胃炎，消化不良，大便素不畅。因食冷面后，又复贪凉露宿（时在夏季），睡醒后忽发胃痛，干呕大作，欲吐不得吐，四肢冰冷，胸闷懊恼，气急欲绝，脉沉细，大便不下，胸脘胀满，按之，该处皮肤痞肿而失弹力，留有指痕。患者反复颠倒，闷乱欲死，汤饮点滴不能入，饮即呕出，无已，以备急丸十粒，用生姜汤化之，每用少许，频频灌下。初则随灌随呕，继则呕出胶状黏物如痰者半杯许，于是胃中微动，渐至腹中鸣响，得吐下而愈。

麻子仁丸（《伤寒论》）

【组成】麻仁 170g，芍药、枳实、厚朴、杏仁各 7g，大黄 130g。

【调剂及用法】上六味，研细，炼蜜为丸，如梧桐子大，每服十至二十丸，一日三回，渐加，至大便下为度。

【方意解说】本方之杏仁、麻仁协力大黄，有润肠、通便之功，枳实伍厚朴，以治急气腹胀，芍药主治挛急，故为比较缓和之下剂。用于老人之慢性便秘或痔疾患者。

【适应标的】《伤寒论》云：趺阳脉浮而涩，浮则胃气强，涩则小便数，浮涩相搏，大便则硬，其脾为约，麻子仁丸主之。

【运用范围】老人衰弱体质之慢性便秘，肠弛缓。

【诸家治验】尾台氏云：禀质脆薄之人，或久病虚弱及老人血液枯燥等之大便不下者，宜本方。

白散（《伤寒论》）

【组成】桔梗、川贝母各 3g，巴豆 1g。

【调剂及用法】上三味，共研细末，每服 0.5g，米汤送下，以吐下为度。

【方意解说】桔梗、贝母为祛痰剂，与巴豆并用，发挥其协同作用，能排除咽喉及食道、气管或胃囊之黏液窒碍，故用于喉头、胸脘诸结滞之毒。

【适应标的】《伤寒论》云：寒食结胸，无热证者，与三物小陷胸汤，白散亦可服。

按：本方以胸咽窒塞，心下部充实，脉滑数有力且身体壮实者为标的，若羸瘦衰弱之人禁用。

【运用范围】肺坏疽之初期、白喉翳膜不能剥离时、急性无热性胃黏膜炎、急性喉头炎、声门水肿。

【诸家治验】汤本氏云：白喉性呼吸困难，此方之适例也，余治一小儿，用本病血清无效，将窒息，与本方得救。

一男子咽喉肿痛，不能言语，汤水不下，有痰咳，痛不可忍。余饮以白散一撮，吐稠痰数杯，痛遂减，后用排脓汤而痊愈。(《古方便览》)

橘泉治一小儿肺炎，该儿年四五岁，住阊门外杨安浜，其父以泊船为业。邀余往诊时，见患儿面色㿠白，目瞪不稍瞬，体无热，呼吸紧促，诊脉沉滑，牙关拘急。询之，据称病起已三日，初则高热、气急、鼻扇，咳且呕，经西医两人诊断为肺炎，经用注射药及强心针等，并外敷消炎膏多次，热始退，但变成此状，西医已谢绝。其父母亦以为无救，故抱离床褥，而放置于木质浴盆中，以待气绝。因其戚介绍，邀余作最后之一决。余诊其脉尚有力，心脏循环无碍，呼吸虽较促，并无窒息现象，目虽呆瞪少瞬，但又无其他痉搐等脑症状，肛门检验其体温，恰得常温（37℃）。余对是病竟不得要领，一时几无从下手，于是将患儿反复检诊，听取心音及肺部，左肺略有捻发音，腹诊上亦无特殊征，胸脘间则有膨满状，以较重之按压，则见患儿微蹙其颜貌，大便已二日不下，小便亦极少。余因详询初病时情形，据谓三日前患儿很健强，饮啖如常，是日下午先呕吐，继腹泻两次，遂发高热惊抽，以急救故，即请洪姓西医，因不见效，又请李姓西医云云。余乃恍然而知其为急性胃肠炎并发肺炎者，肺炎球菌经注射用药后虽被克服，而原始病之胃炎及其黏液病毒尚未化去，而至于斯。乃书三物白散三分，嘱以少许多次频频灌服，以激起吐下为度。翌日又邀余诊，见该儿眼珠稍灵活，面色神情均较好。据称灌服白散后初尚无动静，至晚忽大呕，面色涨红挣扎，几似欲死之状，约数分钟后，得吐出胶痰半杯许，随即发出太息，至天明又得泻下痰沫（黏液），乃渐见活动，但仍不哭不啼，呆若木鸡。再检体温反下降至 36℃。脉较细弱，舌苔白腻，胸闷似较减，乃与麻黄附子细辛汤，并再灌下白散一分，此次不呕，而下黏腻宿垢不少。唯依然暗不发声约经两星期之久，其时虽神情活动，饮食睡眠渐趋正常，而仍不哭不语，嗣后时以紫圆攻之，经二十余日始告痊愈。

按：是病为胃肠炎并发肺炎，经注射治疗后，肺炎虽瘥而热退，但胃肠内黏腻物胶塞（此黏滞物系炎症产生）形成是证。设无白散以涤除胃肠之黏滞物，则肺炎纵已治愈，此小生命恐仍难保。故现代医学对于原因之治疗虽然进步，但我们对促进身体反射的古方，似仍不可偏废也。

大陷胸汤（《伤寒论》）

【组成】大黄 7g，芒硝、甘遂各 10g。

【调剂及用法】上三味，研细末，以水 300mL，先煮大黄至 100mL，去渣，冲入芒硝，溶化后，再调入甘遂末，一回顿服。

【方意解说】本方以大黄、芒硝之泻下，伍以甘遂之峻烈逐水，则为逐坚癖、逐留饮之大方，故名大陷胸汤。

【适应标的】《伤寒论》云：太阳病，脉浮而动数。浮则为风，数则为热；动则为痛，数则为虚。头痛发热，微盗汗出，而反恶寒者，表未解也。医反下之，动数变迟，膈内拒痛，胃中空虚，客气动膈，短气躁烦，心中懊憹，阳气内陷，心下因硬，则为结胸，大陷胸汤主之。若不结胸，但头汗出，余处无汗，剂颈而还，小便不利，身必发黄。

又云：伤寒六七日，结胸，热实，脉沉而紧，心下痛，按之石硬者，大陷胸汤主之。

又云：伤寒十余日，热结在里，复往来寒热者，与大柴胡汤。但结胸，无大热，但头微汗出者，大陷胸汤主之。

又云：太阳病，重发汗，而复下之，不大便五六日，舌上燥而渴，日晡所小有潮热，发心胸大烦，从心下至少腹，硬满而痛，不可近者，大陷胸汤主之。

按：本方以心下痛，按之不硬，短气烦躁，舌上燥渴，发潮热，不大便，心下至少腹痛不可近为标的。

【运用范围】冲心型脚气、急性胃炎、水肿痢疾初起等体壮实者。

【诸家治验】笠间侯臣泽内右内尝患腹痛。一日大发，腹坚满，自心下至少腹刺痛不可近，舌上黄苔，大小便不利，医以为寒疝，投药反生呕逆，昼夜苦闷不堪。余诊为结胸，与大陷胸汤，为有呕气，不能下利，因以唧筒灌蜜水于谷道，大便快利数行，呕止，腹满痛顿减，后与建中汤而痊愈。（《橘窗书影》）

又通四丁目松屋源兵卫男，年十一。腹满而痛，呕吐甚，不能纳药。医以为疝，疗之增剧，胸腹胀痛，烦躁不忍见。余作大陷胸汤令淡煎冷服。须臾吐利如倾，腹痛、烦躁顿减。后与建中汤，时时兼用大陷胸丸而平复。（同上）

橘泉曾治门人徐同江之姊，时适怀孕六月。却值夏令，食物不慎，一日忽发胸腹大痛，转辗床褥，呼号叫喊，烦躁不宁，发热口渴，大便不行，舌白厚腻，诸医均谓胎动攻冲，势必流产，议论纷纷，不敢处方。余诊得胸脘胀实，按之更痛，断为结胸，用大陷胸汤加柴、芩、知母等，众医互视以目，咸皆腹非，其夫亦持方不敢购药，徐生以侍诊之故，深信经方，力主购服。进药后大便畅下，酣然入睡（因已两昼夜不得安睡故）。醒后诸症悉退，以理中汤调治，二三日而痊。

大陷胸丸（《伤寒论》）

【组成】大黄、葶苈、芒硝、杏仁、甘遂。

【调剂及用法】上五味等分，共研为细末，蜜和为丸，每用如龙眼大一丸，再加白蜜一匙同煎，顿服，取下为度。

【方意解说】本方即大陷胸汤加葶苈、杏仁二味，亦为逐水药，协力甘遂，以治水毒结滞诸症。

【适应标的】《伤寒论》云：结胸者，项亦强，如柔痉状，下之则和，宜大陷胸丸。

又云：若不结胸，但头汗出，余处无汗，剂颈而还，小便不利，身必发黄，宜大陷胸丸。

【运用范围】胸肋膜炎、脚气冲心、水肿及喘息等之壮实者。

【诸家治验】东洞先生晚年以大陷胸汤为丸，用之犹如"理中""抵当"二丸之例，泻下之力颇峻。然至如毒聚胸背，喘鸣咳嗽，项背俱痛者，此方为胜。（《类聚方广义》）

又治痰饮疝瘕，心胸痞塞结痛，痛连项背臂膊者，用此方。（同上）

大黄硝石汤（《金匮要略》）

【组成】大黄、黄柏各 6g，栀子 10g，硝石 14g。

【调剂及用法】上四味，以水 400mL，先煎三味，至 150mL，去渣，入硝石，再煎至 100mL，顿服。

【方意解说】本方以黄柏、栀子之消炎、利尿，伍以大黄之泻下而兼消炎，硝石有解凝利尿之功，故用于黄疸腹满、小便不利者。此方之硝石与硝石矾石散之用硝石意同，日医有以为芒硝者，实误也。

【适用标的】《金匮要略·黄疸病脉证并治》云：黄疸腹满，小便不利，自汗出，此为表和里实，当下之，宜大黄硝石汤。

按：本方以黄疸腹满，大便秘，小便不利，无表证者为标的。

【运用范围】炎性黄疸、胆石、胆管炎、胃及十二指肠炎。

【诸家治验】大黄硝石汤治嘈杂，胸中煎熬，腹满有块，二便不利。或口中觉苦、辛、酸、咸等味者，此症后必成噎膈，与用此方可防之。（《类聚方广义》）

此方是荡涤瘀热之剂，治疸诸方，无有峻于此者，余假以治血淋，脉数者。常加甘草或去芒硝。按崔氏用大黄、芒硝二味，疗尿血，见《外台》，意旨相似。凡热淋、暴淋，虽不见血，用此方亦得效。（方舆輗）

橘泉按：硝石有卓效于利尿，热淋、血淋均可用之。

荻原辨藏患黄疸，更数医，累月不见效。发黄益甚，周身如橘子色，无光泽，带黯黑，眼中黄。色如金色，小便短少，色黄如柏汁，呼吸迫促，起居不安，求治于余。乃以指头按胸胁上，黄气不散，此疸症之尤重者也，乃合茵陈蒿汤、大黄硝石汤作大剂，日服三四帖，至三十日黄色才散去，小便清利而痊愈。（《静俭堂治验》）

大黄甘遂汤（《金匮要略》）

【组成】大黄 10g，甘遂、阿胶各 7g。

【调剂及用法】上二味，以水 300mL，煎至 100mL，去渣顿服。

【方意解说】本方以大黄伍甘遂，则有消炎、利尿、逐水作用，伍阿胶之黏滑，以缓和尿道之刺激，而促尿利之通顺。仲景方凡尿道涩痛而排尿不利者用阿胶，观猪苓汤可知也。

【适应标的】《金匮要略·妇人杂病脉证并治》云：妇人少腹满如敦状，小便微难而不渴，生后者，此为水与血俱结在血室也，大黄甘遂汤主之。

按：本方以小便不利、膀胱胀满为标的，不拘男妇或胎前、产后，有此证者，均适用之。

【运用范围】膀胱炎、尿道炎或因子宫膀胱及其邻接脏器之炎肿而致尿闭等。

【诸家治验】此方不特产后，凡经水不调，男女癃闭，小腹满痛者，淋毒沉滞，梅淋小腹满痛。不可忍，溺脓血者，皆能治之。（《类聚方广义》）

此方主去水血二物，然水气为重，血为客也，云微难者，明非一向不通。此证世多有之，然妇人忽然小腹满急，小便不利者有速效；又男子疝，小便闭塞，小腹满痛者，此方最验。（《方函口诀》）

一妇人产后，忽烦闷，二便秘闭，少腹硬满，按之则痛，手不可近，两足洪肿，不能屈伸，干呕短气，命迫旦夕，典"八味"兼大黄甘遂汤，两便快利，小便昼夜六七行，恶露续下，少腹满大减，按之不痛。经口浮肿不去，乃与木防己汤兼用夷则丸，诸症痊愈。（《续建殊录》）

一僧年二十八，患淋沥数年，时出脓血，或如米泔水，大便下利或又秘闭，下利时淋沥稍安，秘闭则甚。余诊之，少腹满如敦状，按之痛引茎中，乃作本方与之，大下利，病顿退，数日而痊愈。（《古方便览》）

大黄甘草汤（《金匮要略》）

【组成】大黄 10g，甘草 4g。

【调剂及用法】上二味，以水 200mL，煎至 100mL，去渣，一日二回分服。

【方意解说】本方以大黄之泻下，伍甘草以缓和，用于胃病呕吐而大便秘者。

【适应标的】《金匮要略·呕吐哕下利病脉证治》云：食已即吐者，大黄甘草汤主之。

按：本方以便秘、反胃、呕吐而急迫者为标的。

【运用范围】胃炎、肠炎。

【诸家治验】吐食或因大便秘结，故用大黄治，心腹虫痛，加鹧鸪菜益奇。（雉间焕）

病人食后，则不得不吐，故自探吐以求稍安，或时腹痛，或时下利者，全属反胃，宜大黄甘草丸（即本方为丸）。（《芳翁医谈》）

本方治胃反噎膈，心胸痛，大便难者，倍加鹧鸪菜，名鹧鸪菜汤，治蛔虫心腹痛，恶心唾沫者，小儿蛔症及胳毒腹痛、夜啼、头疮、疳眼。（《类聚方广义》）

此方治呕吐，即所谓欲求南风，先开北牖之意，导壅闭之大便，以止上逆之呕吐。妊娠呕吐大便不通者，亦有效，其他一切呕吐属胃肠之热者，皆可用。大便秘结，或食已即吐，或手足心热，或目黄色，或上气头痛者，以上冲证为目的而用之。或以本方为丸，能治吐水病，皆同意也。（《方函口诀》）

大黄䗪虫丸（《金匮要略》）

【组成】大黄 20g，黄芩 16g，甘草 24g，桃仁、杏仁各 65g，芍药 32g，地黄 80g，干漆 8g，虻虫 70g，芒硝、蛴螬各 147g，水蛭 166g，䗪虫 71g。

【调剂及用法】上十二味，研细末，炼蜜和为丸，如小豆大，每回服 4g，黄酒送下，一日三回。

【方意解说】本方汇合桃仁、干漆、虻虫、蛴螬、水蛭、䗪虫等大队溶血祛瘀药，合大黄、黄芩之消炎，地黄亦血分药也。地黄与芍药为四物汤中之养血药。甘草合芍药，为芍药甘草汤，主治拘挛急迫。凡因慢性瘀血肿瘤，而呈恶液质者，其新陈代谢循环排泄等机能障碍时，用本方消瘀血，以促代谢机能，养血健胃缓和之剂不无裨助耳。

【适应标的】《金匮要略·血痹虚劳病脉证并治》云：五劳虚极羸瘦，腹满不能饮食，食伤、忧伤、饮伤、房室伤、饥伤、劳伤、经络营卫气伤，内有干血，肌肤甲错，两目黯黑。缓中补虚，大黄䗪虫丸主之。

【运用范围】内脏肿瘤、子宫筋肿及肉肿、癌肿初起、月经闭止、慢性久病而呈恶液质时、视网膜病。

【诸家治验】程氏云：妇人虚劳，大半内有干血，男子亦间有之，审其可攻而攻之，则厥疾可愈。

魏氏云：此在妇人女子、寡妇女尼，因不月渐成虚劳者，尤所宜也。

和久田氏云：本方证似小建中汤证而虚羸甚，肌肤干，腹满挛急，按之坚痛者，为干血，是本方证也。移于治鼓胀、血瘕、产后血肿、水肿、瘰疬、小儿癖瘕等，累试而效。

妇人经水不利，渐为心腹胀满、烦热、咳嗽、面色煤黄、肌肤干皮细起，状如麸片，目中昏暗，或赤涩羞明怕光者，本方佳。（《类聚方广义》）

一妇人年二十余，去春以来，绝食谷肉之类，虽食一口，即心下满痛或胸痛，必吐出而后止。常好饮，然过饮则必腹痛，吐水甚多，腰以下羸瘦甚，胸以上如平人，行步如常。按其腹，脐旁少腹坚如石，大便秘结。若用下剂，徒令水泻，月水不来。其人自言苦腹满，然按之不满，则与茯苓泽泻汤兼用猪苓汤。服五十余日，渴少减，微食糖果，腹痛如故，有微咳吐咯血。后投当归芍药散兼用䗪虫丸，诸症渐愈。（《续建殊录》）

下瘀血丸（《金匮要略》）

【组成】大黄20g，䗪虫30g，桃仁10g。

【调剂及用法】上三味，研细末，炼蜜为四丸，每回用一丸，黄酒煎，顿服，一日一至二回。

【方意解说】本方以大黄伍桃仁，有消炎、泻下、消瘀作用，䗪虫又名地鳖虫，为散瘀止痛之效药。二物协同作用，用于瘀血疼痛，如跌打伤及瘀血腹痛等，至合也。

【适应标的】《金匮要略·妇人产后病脉证治》云：师曰，产后腹痛，法当以枳实芍药散。假令不愈者，此为肠中有干血着脐下，宜下瘀血汤主之。亦主经水不利。

按：本方以瘀血腹痛，跌打伤疼痛，经水不利为标的。

【运用范围】月经困难、月经闭止、跌扑伤、狂犬病。

【诸家治验】脐下有瘀血，小腹急痛不可忍，甚则不可近手者，本方所主也。此证诊脐下时，触指觉有坚硬物，病人急痛者，此方之正证也。（《腹证奇览》）

一妇人月经过多，或月再见，肩背强，腹中挛急或硬满，饮食能进，大便秘结。

阴门时痒。患之者数年，未得治效，先生与当归芍药散兼用下瘀血丸，宿疴遂全治。（《成绩录》）

被瘈狗咬后，郎以本方丸剂黄酒煎，连渣服之，每日二三丸。服后大便下，有如鱼肠瘀物者，为验，连服数日，直至大便下，只微溏，色黄者，为一巡疗期。暂停六七日，再服再验。看所下物，以无瘀物如鱼肠杂者为止。若非瘈狗，则服药后决无瘀物，若有瘀物者是狂犬毒之证也。（《巳戌良方》）

橘按：此方曾试用多例果验，其理为何，待学者研究证明之。

大黄牡丹皮汤（《金匮要略》）

【组成】大黄、冬瓜子仁各 9.5g，牡丹皮 7g，桃仁 6g，芒硝 2g。

【调剂及用法】上四味，以水 200mL，煎至 100mL，去渣，加入芒硝溶化，一日三回分服。

【方意解说】牡丹皮为净血、通经、镇痛药，古称散恶血、顺新血，与桃仁之活血变质剂配伍，能治痈肿瘀凝，更合以冬瓜仁之消炎利尿剂，与大黄芒硝之通导作用，用于肠痈，确有不可思议的妙效。

【适应标的】《金匮要略》云：肠痈者，少腹肿痞，按之即痛，如淋，小便自调，时时发热，自汗出，复恶寒，其脉迟紧者，脓未成，可下之，当有血。脉洪数者，脓已成，不可下也。大黄牡丹皮汤主之。

【按】古人已有明确见地，特举小便自调以鉴别非膀胱肿满，并以脓未成可下之，脓已成，不可下，明确规定本方主治亚急性盲肠炎早期以及慢性盲肠炎之尚未化脓者。

【运用范围】亚急性盲肠周围炎、慢性盲肠炎、局限性腹膜炎、大便秘结者；睾丸及副睾丸炎、急性尿道炎、摄护腺炎、肛门周围炎等，疼痛甚而大便秘、小便不利者；妇女子宫及子宫附属器炎症，便闭而壮实之患者，或非妊娠之月经闭止、子宫血肿等。

【诸家治验】浪华幸叮贾人，池田屋妻，患鼓胀者三年，百药无效，谒先生求治。见其腹肿大，青筋暴绽，不能行步，乃令服大黄牡丹皮汤旬余，小便快利。经一月许而旧疴如洗。（《成绩录》）

又一女子腹胀八九日，饮食如故，小便自利，色如柏汁。先生诊之，认为瘀血，与本方，约十日，下赤白秽物而愈。（同上）

又一妇女，年十九，八月以来经水不下，大便不通，小便自调，饮食如故，腹有时痛。先生诊之，小腹突兀如有物，按之痛，乃与大黄牡丹皮汤，服一月许，诸症悉治。（同上）

湘雅医院医学博士杨海钟曾有阑尾炎之内科治疗研究报告，用大黄牡丹皮汤作煎剂，治疗盲肠炎，选非手术治疗之盲肠炎14例，分组做对照实验。结果服大黄牡丹皮汤之病例，平均服药12小时后，临床症状即开始改善，24小时后，外症完全消失48小时后，自觉症状全消失，或减去大半，14例中无死亡，无反见加重。其特别惹人注意者，为对此病泻药向来被视为禁忌者，而此方虽有大黄、芒硝之药品，亦未曾发生危险。该院所用的剂量为大黄、冬瓜子各10g，牡丹皮7g，桃仁6g，芒硝11g，以水250mL，先煎四味，至120mL，去渣，再加芒硝使之溶解，滤清备用。每回服40mL，一日三回（为成人一日设）。但有时去芒硝，另加薏苡仁9g。

该14例患者中，24小时内就诊者1例，36小时内就诊者4例，48小时内者2例，60小时内者2例，72小时内者1例，84小时内者2例，96小时内者1例，160小时内者1例，共14例，均奏速效云。

十三、杂方类

炙甘草汤（《伤寒论》）

【组成】炙甘草 4g，桂枝、生姜、大枣各 3g，人参、阿胶各 2g，生地黄 12g，麦门冬 9g，麻仁 6g。

按：本方又名复脉汤。

【调剂及用法】上九味，以水 300mL，煎至 150mL，去渣，一日分三回温服。

【方意解说】甘草缓急迫，麦冬、地黄、人参为滋养、强壮、强心药，桂枝主上冲，桂、姜合用以振奋血行，大枣、阿胶为缓和营养药，麻仁为润肠缓和镇静药。以上配合为滋养性缓和强壮剂，主治贫血神经性心脏病，脉结代，心动悸等。

【适应标的】《伤寒论》云：脉结代，心动悸，炙甘草汤主之。

《金匮要略》云：《千金翼》炙甘草汤，治虚劳不足，汗出而闷，脉结心悸。

又云：《外台》炙甘草汤治肺痿涎唾多，心中温温液液者。

按：本方治心脏病、肺结核、贫血、神经衰弱等。

【运用范围】本方适用于心脏瓣膜病，脉结代，神经性心脏病，心悸亢进，肺结核，衰弱者，产后及大病后汗多心弱者，萎缩性脚气等。

【诸家治验】搏正街壁匠宗助之妻，消渴数日不解。一医以为胃热，屡下之，而消渴不止，舌上亦烂，糜烂至齿龈，不能饮食，脉虚数，浊唾有腥臭。余以为肺痿之一证，与炙甘草汤加桔梗而愈。（《橘窗书影》）

又后藤吉次郎母，年四十余。伤寒后，心中动悸甚，时时上迫咽喉而少气，咽喉之外，肉壅脉而如肉瘤（按：此殆扁桃体肥大），脉虚数，身体羸瘦如枯柴，腹内虚软，饮食不进。余与炙甘草汤加桔梗，连服数旬，动悸渐安，肌肉大生，咽喉肿

瘤亦自然减，气息宽快，可得徐徐闲步矣。（同上）

薏苡附子败酱散（《金匮要略》）

【组成】薏苡仁 10g，附子 2g，败酱草 6g。

【调剂及用法】上三味，以水 150mL，煎至 60mL，去渣，一日分三回服。

【方意解说】败酱草与薏苡仁合剂，为肠痈专治剂。附子大量，虽含有麻醉毒，但制用则毒性大减，今且用其少量，故有振起身体内细胞机能的作用，中医每用于慢性衰弱无热性疾患。本方为专供慢性阑尾炎之适剂。

【适应标的】《金匮要略》云：肠痈之为病，其身甲错，腹皮急，按之濡，如肿状，肠无积聚，身无热，脉数。此为肠内有痈脓，薏苡附子败酱散主之。

【运用范围】慢性阑尾炎及阑尾周围炎、局限性化脓性腹膜炎以及皮肤肌肉之慢性脓疮等。

【诸家治验】塚林平学，年六十余。少腹凝结，觉微痛，小便不快通，步行则小腹挛急，出苦汗，身无寒热，饮食如故。村医以为寒疝，或以为淋毒，医治数旬无效。余诊之曰：肠间有一种累累而凝固之物，然非疝块，非积聚，按之濡，似为肠痈，宜先温和，以观其进退，因与归芪建中汤，兼以温罨脐下。阅四五日，脐中忽突出成赤色，是夜脐中喷出白脓一合余，即以薏苡附子败酱散投之，二三日而脓尽，小腹之肿块若失。（《橘窗书影》）

按：此系脐部腹膜间脓疡，故知本方可主治一切慢性化脓病。

中篇
经方医话辑录

一、《经方实验录》序

中医存废问题在目下确为未能解决。对于中医改进方针，现在可谓主张分歧。主废弃者认为，有一部分中医说理不合真际，这确是实情。主保存者认为，中医治疗有不可思议之实效，能补科学方法之不及，此亦不可磨灭之事实。前者谓中医治疗之功效在药而不在医，故中医当废而中药不可废。后者谓中医之学理是哲学，无不合于科学，中西学说只需加以汇通，即中医科学化。于是编刊物印专著，纷纷出版，犹如雨后春笋。然而一检其内容，非摭拾陈言，即妄逞臆说，或猎取一二科学名词，硬凑五行气化、经络运气等学说，如中学为体，西学为用，以及中西沟通等，连篇累牍，汗牛充栋之作，殊少见能差强人意者。

笔者认为，中医之治疗功效，虽在于药物，然绝不是各个药物单独发挥之效力，而方剂之配伍大有研究之价值。以临床之经验，知整个之经方每能起沉疴大疾，若杂凑药物以成方剂，则治效即大减。后人妄谓古方不宜于今病而臆造时方，此中国医学所以至元、明而退化也。盖古人由体验得来之整个经方，其组织成为一种混合的药物，故某方有某方的主治、症状。如麻黄汤主治太阳病，脉浮头项强痛，而恶寒之无汗，脉浮紧。桂枝汤主治同类证候之有汗，脉浮缓等是也。治中医者除深究药物之外，尤须注意经方方剂及主治证候之研究。证候者，乃人体因病理的变化而所显的征象也。古医之无病理学，固不可讳，而证候之认识，为方药治疗之相对的凭借。若废弃中医而专研药物，则试问抛弃数千年经验之凭借，根据证候而投方药之经方，却另起炉灶，迂迂远远地化验药物，那不但舍近求远，而且不易得到效果。此所以主废弃者未必流于偏激。至于主保存者，于中西绝不可通之中硬求汇通，牵强附会，以图整理改进，窃以为亦徒劳而少功，此所以主保存者亟宜找准改进之方针也。医学重实验，欲求治验之速效而确切，舍经方莫属。方剂治疗之对象是证候，欲究证候之所由来，则细胞病理之机变不可不知。推而至于解剖、生理、病理、药理等均为必修之科。承海内同志之不弃，金以识途老马相视，纷纷来函询以中医改进之方针及所应读之医学书籍，或以新出医书之良劣为询，或要求介绍最精良之近代作品，书函叠积，苦不胜答。因藉报端刊启事，介绍各位所应读之医学书籍，除科学的解剖、生理、病理、药理等书籍外，唯药物方剂、《伤寒论》《金匮要略》《千金方》《外台秘要》等经验的古方证候治疗学术而已。

　　神交姜君佐景所编制《经方实验录》，适已杀青，编书索序。喜其以忠实之笔，述经方大家曹颖甫先生之治验，加以姜君之演绎，周密详实。描写证候之经过，更阐发其病理药理。医药病例有姓名与地址，复影印曹先生之原方，以真确之事实报告最有实效之经方治验于医界，使人对于经方减去思葸过虑之观念，其功实不在仲景下也。此书出而果子药敷衍塞责之时风或可稍杀。其对于改进中医前途宁不大哉？爰书所感以应之。

（载于《光华医药杂志》1937 年第 4 卷第 6 期，第 44 ~ 45 页）

二、我对于中医的意见（医事言论）

子英先生大鉴：

我们因敌寇的侵犯，同志星散。弟因家累繁重，行旅困难，不能到后方，而沦落在敌占区内，故多年未与老友同志通信，苦闷之至。现在抗战胜利，敌寇投首，河山光复，还我自由，快乐何为。

顷阅大公报，敬悉老友努力编行《现代医药杂志》，方拟笺载奉候，而惠函及杂志已不远千里先我寄来，热情挚谊，尤为欣慰，当即启阅，从头拜读。执笔者不少旧友，如沈仲圭先生、周禹锡先生等。其他新知均为我道健者，努力于故有学术之研究及国药治疗之开发，尤为敬佩。如本刊第三、四期合刊，任应秋先生之中医入宪问题，意思极是。但我们亦须有一种"有条不紊"的方法，将整个中国医药学术中应行改进之点和应行保留之点做一具体的有系统的整理，然后全国同志齐其步骤，同其目标，努力前进，做迎头赶上之计。想政府定能以独立自主的思想运动为基础，发扬民族知识，采取西方的科学原理，以恢复我民族固有的创造力，一扫百年依赖和盲从的积习的要纲，而将固有的学术订入宪法之中。

中医的学术合乎科学，则是事实；中医的疗法有时能治西医所不治之病，亦确是事实；中医中药合乎中国人民之习惯风俗，尤为事实中的事实。而大多数的现有中医人才以及大量资源的中国国产药物，此为中国政治家、法律家之所素知。我想过去的教育部，不允中医列入教育系统者，必不是与中医界的情感不良而故意排挤于门外，此必他们亦有难于援助的苦闷。因为中医的出发点，先由经验而得，然后加以推理。经验是事实，故有实效，而推理则仅凭理想而贯穿其理论。此种理论，有一部分往往与事实不符。譬如茵陈大黄汤之治阳黄疸（急性壮实性的黄疸），黄疸的病原除溶血性者外，大抵为肝胆病，如胆囊炎、胆石症等疾患所致，此病便秘者居多。茵陈与山栀为清凉性消炎利胆、健胃利尿药，大黄为苦味健胃通便药，本方治黄疸最合事实。但推理而定的湿瘀化热、熏蒸发黄的病理，以及茵陈利湿，山栀清心，大黄泻火等药理，则与事实不符。又如茵陈附子汤之治阴黄疸（慢性衰弱性的黄疸）亦是合事实，推理而定的附子干姜为回阳药，亦成了语病，与事实稍有不符。盖附子有振奋细胞生活机能之功，往往用于衰弱性诸病（古称阳虚者），干姜则为芳香刺激性健胃剂，而阴黄疸，大抵为虚弱体质，或黄疸病持久不愈。而病的机能衰弱的发现，同时大便亦不堪难困（因胃肠无力之故）。此时用本方，一面利胆利尿，一面健胃（因胆管通向十二指肠，故黄疸多并消化不良），振奋其生活机能，则极合科学也。诸如此类的例子，举不胜举。可以大胆地说一句，中国医药的全部理论与事实均是如此。因而一般的政府要人，有些确认其有事实而极力提携中医，有的发觉其理论存在部分错误而主张废除中医。还有一部分人对于中医的药则觉有如鸡肋，食之无味，弃之可惜了。

说到这里，我的意见来了，可是在未说之前，先得声明一下，诸位同志的见解都是对的，都是为保存中医，为研究改进中医，为发扬光大中医，为整个中医的前途而努力。我的意见，其目的亦在此。不过，目的虽同，但我的方式与诸位略有不同。我以为，欲保存中医，欲中医入宪法并列入教育系统，欲中医完全科学化，则须由政府提创，设立学校，设立医院，参加卫生行政，参加公立研究设备之机关，与西医享受同等的待遇，则为一条比较走得通的道路。其道为何，曰我们只有尽量吸取科学学说，如解剖学、生理学、病理学、细菌学、药理学、诊断学等，把中医的基础完全建筑在科学之上，然后再来研究中医的疗法，发挥古方及药物的价值。如此，我知定有许多同志大大反对。他们必说，果如是，则中医全部学说已推翻，皮之不存，毛将焉附，何谓保存中医乎？诚然，可是我的意见绝非全部推翻，而主张保留一大部分我道正统医传的经方及术语，即以科学方法对张仲景《伤寒论》《金匮要略》及其他《备急千金要方》《外台秘要》等种种方书加以整理。

譬如我们研究桃仁承气之适应证，主要为祛瘀血，诱导身体上部之充血（高血压），治充血性便秘。但其治疗的范围颇广，如产后胎盘残留或胞衣全部不下或脑充血等，高血压或眼结膜充血（古称风火赤眼），或龈肿（古称风火齿痛），以及女子瘀血充血性证候（古称肝火），甚至壮实性赤痢等，种种原因绝对不同之病，可不问其病原（是科学的病原），只凭瘀血充实性的证候而投予此方，均有确效之事实可以呈现。

又，我们研究疟疾的病理时，应知其病原确实是疟疾孢子虫，而此虫的种类有三种，一种是间日疟，一种是三日疟（间二日发作），还有一种叫作恶性疟，有急速致命之危险性。诊治此种病，应该要借助显微镜，在病人耳垂部刺一点血，托化验专家或设备较完善的医院去检验一下，马上可以鉴别。这点事情并不难办，此种权利亦非西医所应独享的。我以为将来复兴建国达成的时候，不仅在都市，乡村亦应有此种化验所需的设备，或者中医自己买一架，略微学习一下，此项简单操作是极易办到的。因为细菌性传染病，非借重检验，单凭症状是绝对搞不清楚的。就是疟的症状，先寒战，继而发高热而汗出，热退，逐日发一回，或间日，或间二日发一回，任何人可以知道这是疟疾，可是欲下确实的诊断，真不容易哩。临床上常常遇到一种化脓性疾病，以及胃肠病或流行性感冒的病毒性疾病，或肺痨病者，均可以发现疟疾状的证候。还有血液内含有恶性疟病原虫，而症状则连日高热、神昏、谵语、痉挛、舌苔焦燥，或目上视，项颈反张，或昏迷不醒，而绝无发热等症状者，此时若不用血液检查，而完全依据古法诊断，则甲医可诊断为伤寒，乙医可断为温病，丙医又可断为痉病，而丁医则又可断为肝病、心包络病。若同时请来十多位中医，则可有十多种不同之诊断。中医之不能取信于世人者，原因即在于此。故我则以为，欲求病理病原之明白与诊断之确定，非借重科学方法与工具不为功。至于依据中医的证候以施疗法，则可以不问其病原，或谓我们不问病原亦能治病，又何必要借重工具乎？余曰，医好了此病，或医不好其病，自己理应明白。而用药，例如同一疟疾也，西药只有奎宁等类，以减疟虫。但有一种顽固的慢性疟疾，服奎宁则疟止，他日再发，有时服奎宁等类均无效。此时依中医方法用黄芪鳖甲或何人饮等类，从此得根治，此实强壮剂促进抵抗力以自行扑灭残余疟虫的效力也。又同是疟疾，而胸闷异常、呕吐头痛、便秘等，用中药清脾饮或大柴胡等一剂而愈，其效在奎宁之上者。此病血液中虽明明含有疟原虫，而余常一面验血，一面用中药以求证实其效用。而病状之显现如此紧张者，盖因胃肠内有痰食等障碍，而抵抗力被挫，致潜伏于血液中的疟原虫趁机发动也。用药清涤其积滞，恢复其机能，则抵抗力得以伸展，疟原虫即被自然抗力扑灭矣。诸如此类的实例，随时随地可以发现，所以我们一方面尽管应用中医，保存中医的证候疗法，一方面不可不虚心接受科学的学理，诚如古人所谓知己知彼，则百战百胜。

譬如我们要研究肺痨病（肺结核），应该尽量参考科学的记载，当知结核的病原菌（各结核杆菌）生命力较强，其由咳痰而排出于体外，尚有相当长的时间可以不死，且易混于尘埃，飞扬于空气中，人们差不多都会有感染。根据一般学者的研究及我国法医学家林几尸体解剖的统计报告，百分之八十的死者肺部有结核病的硬结，但经调查，大都生前无肺结核症状的发现。又据最近某邻国医界的报告，人类百分之百有结核的感染，但感染后未必均发现病状，此因各人之抵抗力有不同。病原体（结核菌）尽管感染入体内，而真正之发病，则自有其发病的诱因，如体质衰弱时，大病后，女子怀孕期及产后，小儿麻疹病后，百日咳等呼吸系统疾病久久不愈，或男子色欲过度，或遗传体质之腺病质，容易伤风咳嗽且经久不愈等，那才发病了。但即使发病后，若医治得宜，安静、营养、空气、精神等条件良好，亦多能自然治愈。本病目前虽无特效药，但在初期与二期均有自愈之可能。且结核病非专犯于肺脏，其他如肠道、喉头、骨部、肾脏、膀胱、肛门、淋巴结等全身各部均有可能发病。犯于肺部则咳嗽咳血气逆；犯于喉头则喉痛失音；犯于肠道则腹痛下利，甚则后重下黏液，宛如痢疾；犯于骨部则漫肿化脓，脓液稀薄，溃而不能收敛；犯于肾脏则尿血；犯于膀胱则尿频或尿痛；犯于淋巴结则发瘰疬；犯于肛门则发鼠瘘等。其症状千变万化，但最恶的通有症状为潮热、消瘦、盗汗、颧红、脉数等。故凡是结核病，统称为痨。凡治痨病，唯有营养强壮等疗法，帮助生理以抵抗结核，所谓正气胜利，则结核病被包围而病愈（此时病原体潜伏在内，将来仍可再发）。若身体完全强健，经过多年之后，则体内被包围之菌亦将失去活力而永不再发矣。最怕者，一发而莫遏，内部病灶（结核菌被包围之处）崩溃，而细菌毒素鸱张，发潮热，高达三十八九度，急骤的消瘦，或同时发两处以上的病灶，如肺痨、肠痨或喉痨等并发。如仲圭兄所治之病为肺痨并发肠痨，而且高热达三十九度余。此为急性进行之险恶结核，本属不治之病。其所以不治之原理，为病原凶恶，病理变化急进，患者自然疗能不济，医师用种种之方法，可谓仁至义尽，其病虽不治，亦可告无愧于良心，例如其肺与肠之结核进行到如此地步，纵有良法亦徒唤鞭长莫及耳。仲圭兄虽抱虚心态度，公开征求诸君病历及疗法，依照此病之证，可知其于入院时已失去治疗之时期矣，此不能深责医师之治疗无功也。又如子英先生治孙君丹忱之病，其殆孙君肺部固有潜伏之结核，虽以前发生或不自觉，而爱克斯光（X光）透视，肺部有黑点，其为宿有结核病灶无疑，因斑疹伤寒之后，结核菌乘虚发动，所以咳嗽痰沫甚多。幸医治得法，孙君之抵抗力尚未至于颓败，且其病又因被动而发，故投剂得宜而渐愈。

我们临床之际，对于病原病理之诊断，如能依据科学原理，则可心知其故，同时依其证候而施方药。如同为肺痨者中，有咳吐白沫痰者，亦有咳浓痰者，有痰中带血者，亦有满口纯血者，有的则咳无痰，此因病原虽同而病变不同，以各人之体禀、性情、环境与体内组织和抵抗力都不同之故也。我人于此，见虚劳里虚诸不足者，投以建中汤；见有炙甘草汤证候者投以炙甘草汤；有泻白散证候者投以泻白散，药与证相合则病自愈（然亦有药与证相合而病仍不治者，如末期结核之储君等病），此为中医疗法之基本原则。又古人经验之可取者，如所谓"上损及中""过脾不治"等断语，当时虽不知肺痨并发肠痨之原理，亦知咳嗽之肺病而转下利之脾病（实为肠病，但古人假定为脾病）为不治，其殆经验所得之事实也，因此称并发病，以体工之反应，往往愿此而舍彼，故发病时有偏颇之现象。若肠症状之下利甚时，咳嗽则较减，肺症状之咳嗽甚时，下利则较减，于治疗过程中，常见到此进则彼退之现象（不但肺与肠如此，肺结核与肛门结核亦然，常有肺病并发鼠瘘者，俗称偷粪老鼠，脓水淋漓则咳嗽减，流脓较敛则咳又甚），于是推测因为治肺则碍脾，治脾则碍肺也。

除上述情况外，凡身体上之抵抗力，若同时应付两种以上之病患时，往往有顾此失彼之现象，此为医师常常见到的事实。例如某患者，平素有皮肤湿疮或足趾湿烂等皮肤病，一旦偶患他病，如伤寒或疟疾、肺炎等任何重病时，其素有之湿疮迅速自愈。等待大病治愈后，其湿疮又复现其本来之面目。以此之故，旧时每误认倒果为因，有皮肤湿疮不可治愈之说，若治愈，则邪无出路，必发大病；后来邪有出路了，大病才愈。此虽真知灼见之事实，但其真正之原理则与自身抵抗力有关。可知一切疾病之现象均为自身抵抗力之反应作用而来。余另有《自然医疗》一文，下次当陆续寄上发表可也。我们今后的目标是，既不可盲从，又不得依赖，应"采取西方科学原理，以恢复我民族固有的创造力"。我的意见，应将《伤寒论》《金匮要略》等证候上的术语（如太阳病脉浮头项强痛而恶寒，少阳病往来寒热，胸胁苦闷，以及心下痛，心中坚，结胸，胸痹，足挛急蜷卧，表不解，亡阳等名词），及适应证候的经方，统统保存，加以整理，同时亦须采取基础的科学医理，用以证明我国古代民族固有的创造力——经方药物治疗法则的真正价值，以补西药治疗所不及。能如是，则将来国内无中医西医之对立。而医师之治疗方法，则有古方疗法、针灸疗法、新药疗法、物理疗法、精神疗法、手术疗法、电气疗法等。盖世界学理只有一种，而疗法则不嫌其多，况古方疗法最适于自然（详看拙作《自然医疗》）。而国产药物多为有机物，其生产之丰富，效力之宏伟，早为世界各国所注目。我们集全国同志之力，依此目标，研究精进，其前途实无可限量也。是否有当，责诸同志，敬祈有以教政。此布叩颂。道安。

弟叶橘泉鞠躬

（载于《现代医药杂志》1946 年第 1 卷第 9、10 期，第 1 ~ 4 页）

三、治验备忘录

橘治医以来，自知学力之不够，识见之狭隘，故每遇疑危重疾，经苦思力索而得获成效者，特节灯下之晷刻，录存以备遗忘，并推求其成效之所以然，以明病理及药效之真际，节录以投周刊，就正于有道，非所以自足也。

本镇（浙江吴兴双林镇）乌桥港北桥楼有一梁姓妇女，年二十余，身体瘦小，患感病热十余日。曾服许斛苓滑等药，迄少应效。邀橘诊视，白痦透而不多，色颇枯晦，蒙糊梦谵，两耳无闻，目呆，齿垢黑如漆，口唇干裂，脉至细数无伦，苔黄厚腻。询之昏蒙不知所苦，只见其呻吟不已，痞满而呕，便泄或溏或不爽，微咳唾液腻痰。橘诊后苦思良久，径直投以竹茹、胆星、贝母、竺黄、通草、黄连、郁金、菖蒲、花粉等一剂后，神清寐安，再剂则呕泄俱止。更方，去郁金、菖蒲，加洋参、杏仁，苔腻齿垢悉退，白痦莹绽，耳渐复聪，脉数亦减缓滑矣。后以茯苓、泽泻、木通、山栀等，苦泄淡渗而告痊愈。

盖此病原属暑湿，熏蒸而化痰浊，津液被劫，不能由表而解，故痦枯不达，则热邪势必上冲于脑。脑之知觉及运动，两种神经受其影响，而来指颤蒙糊之症，盖颤蒙乃昏瘖之渐，清窍既为浊邪蒙蔽，耳乃失聪，目乃呆瞪，胃中痰浊热壅，则升降失司，于是上呕下泄。用贝母、胆星以化痰；竹茹、通草、知母清肺胃痰热；郁金、菖蒲芬芳化壅而宣窍；花粉生津，黄连清胃。两剂后痰浊得化，热得清，故神清而呕利全止。更方加洋参、杏仁者，一以复既伤之津，一以泄留肺之热，气分遗邪得泄，故痦明，津液恢复，则苔垢乃退矣，后以病原由于暑湿邪热，特以苦泄余热，淡渗遗湿，得告平复耳。鄙见当否，望诸同志有以进而指教之。

（载于《吴兴国医周刊》1931 年第 38 期，第 27 ～ 28 页）

四、经方经验之回忆

　　医学重实验，不尚空论，尤其是古代中医的部分理论，为吾人之所应当极力避免。故本刊取材注重于临床治疗之实验，以及药物与方剂之实质的研究，盖仲景经方用之得当，每有惊人之效果。以笔者临床经验所得之实例，已觉指不胜屈，只以碌碌无暇，未尝随时搜集记载，遗忘者伙矣。兹将其事最明著而印象最深刻之数例追记于后，以昭圣方之治绩，还望读者有以指正之为幸。

1. 白术附子加黄芪汤之与天花内陷

　　民国二十六年春，余任苏州国医研究院讲师时，留美医学博士张卜熊医师亦任该院讲师，因相识焉。张君医术高超而擅长外科，自设卜熊疗养院于苏垣胥门大马路。张君医誉满江南，故医务鼎盛，外科大手术刳腹湔肠等工作，日习以为常。其人谦虚和蔼，绝无中西门户之见，且诲人不倦，极欢迎余等前去参观其割症手术，至则给与我人消毒并穿其洁白之制服入手术室。彼一面刓然奏刀，一面为之说明其病灶，并指示其部位。余深觉于此获益殊非浅鲜焉，因此每于百忙中辄喜前往参观。

　　一日，彼来院讲学，讲毕语余曰："今日下午又将割治一妇科子宫癌，君如有兴，再来一观乎。"余曰："请示钟点，弟极喜前来见习以增长见识而叨领教益也。"届时，又约研究院学生杨君梦麒、包君行之等，一同驱车前往。甫入院，张医师迎出，谓余曰："敝院有一病人，其病我实不识，请君快快为其一诊。"语时即拉余手向病房直跑。余殊窘，曰："请勿客气，弟之来此，原以实习生自居希叨教益，望勿如此。"张君乃正色对余曰："一人之智识有限，而学问无穷。我人应互相商讨，各取所长。且此病属内科，素知足下擅长于内科，因请代为一诊，并祈开一中药方以救其命。"且言且走，时已踏进病房，见一十五六龄之男童卧床上，一中年女妪侍其侧。张医师乃运用其"天真烂漫"之态度向女妪介绍曰："这是叶先生，是极高明的中医内科名医，我特地代你的儿子请来的。因为你儿子的病，吃了西药没中用，照我看，还是吃点中药好，请这位先生开一张方纸，就在我医院内煎药吃好了。我张先生决不骗你的。我们医院内可以请中医吃中药，不若别处的医院哩。"妪乃唯唯称谢。

余迫不得已，为该男童诊脉，脉甚细而数。据诉，胸闷头胀，周身酸痛而腰尤甚，并称起病约六日，来院已三日，既不食又不寐，神疲昏聩，大便水泻，喉头痛，口渴不欲饮，舌苔则白腻。检视其口腔及咽喉，见有小疱点，边缘色微红，中心则白色，颜额胸臂亦现淡红斑点。余谓张君曰："据弟之经验，此病似乎是天花。"张君曰："天花何以不发热，淋巴又不肿，此点甚怀疑。当其初进院时，余亦疑是天花，因以泻下剂以通便而排其毒。但根据我们西医之诊断，天花之固有症状必发热，淋巴结必肿胀，今绝无天花之固有症，所以我甚怀疑也。"余因询患者之母，此儿曾否种过牛痘？有否出过天花？其病初起曾否发热？曰：牛痘曾种过一次，并未出痘。此次初起发寒热，来院时因被风吹，至院后不觉热，服药（西药通便药）后热度完全退去了。余曰：得之矣，此病确定是天花。其所以不发热及淋巴结不肿胀者，因于泻下之故，此在中医之说法，叫作"内陷"。天花之正常症状是人体之抗毒力发挥其作用，抗御毒邪外出，所以应有发热等症状。此为异常症状，因大便之溏泄，抗毒原力不能发挥其势力，所以无热而昏疲。张君为之折服，促余处方。时杨君梦麒亦在侧，即以其所佩之墨水钢笔代余书方，方药以仲景白术附子汤加黄芪、山甲、升麻以温阳通经，祛风利湿，嘱服一剂，冀其能复发热，而痘疮起绽，则生命方可无危险。

翌日，余方在校上课，张医师来电话告余，谓病人服药后，情形已见好转，并嘱余再往一诊。学生包君行之闻之大兴奋，彼竟先往探视。是日去诊，病人神情已清醒，自觉烦热口渴，颜面及手臂之斑点均高凸起胀而显痘疱状，肢体腰胯之酸痛亦大减，而口腔咽头之痛则转剧，脉象尚细数，舌苔仍白滑，乃以原方中减轻附子之分量，加入葛根，嘱服两剂，自然灌浆结痂矣，嗣后不复再诊。而包君行之于医学之研究，好奇心颇切，对此病案异常关切，彼每天赴院实习时（苏州国医研究院学员，可至各讲师处实习，故包君时常去该院）常去看视。据谓服药三剂后，不数日间即痊愈出院。

橘泉按：读者诸君请勿误会张医师给予下药而致天花下陷是其所误治，原来西医对于天花之治法，固应如此。兹摘录新医学说关于治疗天花之一节如下：

痘疮之疗法——预防法，为牛痘之接种，及隔离消毒，保持病室内空气清洁，悬用红色窗帘，室内温度不得超过十六度以上，发热时亦可用冷罨或冰罨法，对于皮肤紧张可涂以橄榄油，而通利大便亦为要图。其他行各种之对症疗法。（程瀚章等编《新医药辞典》）

至于中医对天花之治疗，如热毒鸱张，固亦有泻下攻毒之一法，但大多数最怕其下陷。如体力不充者或大便溏薄者，至易发现清浆平塌黑陷昏愦等恶候，而温补托毒之方剂，又为痘科方书挽救恶候至重要之治法，凡有中医经验者，类能知之。至用红色窗帘，则为我国民间早已周知之办法，但古人无光学理学之研究，而此合乎光线疗法原理之事实，究何由而来，其事殊惊奇。于此可知古国经验的医学，大有宝藏在其间而富有研究之价值也。至若天花之用冷罨法、冰罨法等，则不待著者之辨，而读者亦当自知为违反生理自然之疗法也。故作者尝谓中医之证候疗法，较之西医之对症治疗似乎更合生理自然抗病之条件。而中西医学则确自各有所长，似应于实际上相互研讨。张卜熊博士之纯抱学者态度，虚怀若谷，辟除门户之见，诚令人钦佩。而此病之诊断及治疗方法，中西医比较，中医似胜一筹。国人之鹜新嫌旧藐视固有学术者，请平心静气而读之。

2. 当归四逆汤与坐骨神经痛

民国二十五年秋，余应苏州国医专科学校聘，来苏任该校中医教授，时养育巷施力眼科医院院长施毅轩医师亦在该校任生理解剖教授。施君虽为西医，但极喜研究中药，读拙著《合理的民间单方》而谬承赞许，课余辄与余讨论中药之功效与单方等问题。据谓"西医界喜读中药书者甚多，惜因学说深奥而不易理解，必得如民间单方之说法，才容易明白。甚望足下努力于此项沟通中西工作之多多发表"云。

一日，施君忽询余谓坐骨神经痛中药方剂有否特效药。余答谓："中医为证候诊断的疗法。中药治疗，除单简之病可应用单方外，而大部分病症均须注意患者全身的证候，如体格、营养、生活、环境、病程、经过、脉象、舌苔与舌质的颜色等，悉与诊断及用药有关，此与西医的病原诊断同一理由，故无一定之成法可告也。"曰："然者，请君同去，一诊如何？"余曰："谁患此？"施君曰："内子患此病已三年余，屡服外国最著名之药物，但屡愈而屡发，顷又发作甚剧。"余乃相与偕往。至则由施君介绍，始悉施夫人擅长产科而兼精眼科，据称于三年前因接产辛劳过度而自身患流产，流产后又不暇休息，因此坐骨神经痛屡发，行步则蹒跚而不便利。视其色则淡白而贫血，诊其脉沉迟而细弱，阴雨天则痛较剧。此乃血虚受寒、瘀阻脉络证，治则温经祛寒，活血通络。余投以当归四逆加乌附芪术法。一服而痛减，三服而大愈，嗣以原法加减作酒浸剂频服，自此竟告痊愈。

后施医师谓保留该方，制成酊剂（高浓度白酒浸泡中药），于彼之配药室内代替西药之用，效果甚佳。施君自此信仰中国药物之心尤坚，据谓国药之功效确在西药之上。本地某著名大医院的配药室内亦在采用中药，不过彼都制成酊剂或流膏剂等，特不为外界所知晓耳云云。

3. 苏叶生姜之与蟹中毒

是年九月间，施毅轩医师忽自患腹痛，呕吐而下利，腹痛甚剧而冷汗淋漓，甚至下泻红色便，后重瘀瘀不爽。经其友（西医）注射依米丁及赤痢血清等，同时检验大便，但并未发现阿米巴及赤痢杆菌等。给与蓖麻油及阿片丁儿，作急性胃肠炎治，仍无效，邀余诊。余知施君系神经质，故腹痛则四肢易厥冷，汗出淋漓，现状则欲吐吐不出，欲泻泻不出，脉沉伏，舌苔黄，口渴。施君自谓体力已吃不消了，泫然对余曰，势将与君永诀矣。余虽慰之，但明知系食物中毒之急性胃肠炎，而不知究中何毒。偶见其几上陈列盆菊，正张牙舞爪，姿态傲然，忽涉"对菊持螯"之遐想，乃询施君于起病之先，曾否食蟹。曰："有之，前晚曾食醉蟹，但胃口不佳所食不多耳。"余曰："得之矣，可以一药而愈。"施君疑似不之信，余乃从扶阳固表，解毒消瘀着手，径书附子泻心汤加重大量生姜、苏叶与之。是日下午又着车夫来接余复诊。至则见施君倚枕向余露笑容可掬之颜貌，曰："佩服佩服，服君药，大便即畅利，腹痛顿减，呕已止，厥冷汗出亦除，现在只发热似较高，请君更易一方，以退其热。"因与半夏泻心汤仍合姜苏剂，两服而痊愈。

橘泉按：此病之得以治愈，其中有一关键，如不加以说明，则读者不知其故。请听一故事，读者自恍然大白于此种简单合理的疗法。盖我之得以侥幸治愈此病者，一面固由于临诊时想入非非的触机（见菊而联想到持螯），一面得力于笔记小说的借镜。曾读某笔记载："太平天国时，天王洪秀全病膨胀，屡治无效，邀某名医诊。某吓甚，又不能不去。侯至行营，则营中拘留各地名医何止数十人，微闻非侯天王病愈，则自己亦不能自由返，将与诸医同其待遇。至诊得天王之病，腹痛而膨胀，面目色黄，检前医所用之药，则攻下利湿杀虫消积等几无药不尝，据称一无应效。退而百思不得其故，寻思无策，只得安心待罪，将自己生命置之于度外，等俟死期而已。一日，闲踱至厨房，见庭隙黄色累累者堆如山积，细视之乃煮熟之蟹壳也。其时适在春季，何来如许之蟹，异而询诸厨人。据谓天王平时非此不能下箸，无论冬夏，必备此以进膳，现在因病，所以大减于昔矣。子何人，何其少见多怪耶。某乃恍然于此怪病之原因，急返请诊，于原方中加入大剂紫苏叶与生姜，服后得畅泻，泻下黄如琥珀者半桶许，痛止而胀消，诸恙悉除。天王大悦，厚赏令返。某不受赏而为拘留诸医请命，因尽释诸医，自此某之医名乃大噪，此盖为食蟹成症之病也。

橘泉按： 苏叶、生姜善能解蟹毒，非人人所知之事乎？一经说明，岂非不值分文之药物乎？

恽铁樵先生尝谓医者不仅应多读医籍，并须广览群书，盖博闻强记稗乘野史名人笔记等，有关于医药之记载，其事实反较医籍为真确，此诚有深切见地之言也。盖中医之诊断，贵在运用其灵机，此种诊断的方式似偏重于医者的精神方面，事固不合于科学，然较诸科学的检验为迅速，亦为不可抹煞之事实。如施君毅轩之所患，根据细菌诊断的理论，一次检验为阴性，则须培养再检。事实上初次检验为阴性，经培养后再检则为阳性者往往有之。如果再经培养则须延时日，其患又属急性病，势必不待其结果而患者体力已先不支矣。细菌学的原因诊断，若属急性病患如霍乱等，则非为临床医者诊断上之所必需，只适用于实验室中作学术上的研究，此在新医界已曾有人论及，故中医的精神之诊断，亦似应为我国之西医值得研究之一事也。

4. 柴胡加龙骨牡蛎汤与"奇特之病"

苏州养育巷慈悲桥张源兴糕团店之主妇，于本年九月间患甚奇特之病，曾经中西医多人诊治，均无效，故于十月一日由住居古吴路五十号之时君介绍（时君固非素识，因其翁曾患胃溃疡，突然大吐血，几濒于脱，经余以甘草干姜汤合蛤粉阿胶治愈，后时君自患少阴证腹绞痛，亦由余以通脉四逆汤治愈故）邀余诊。至则适患者昏厥不省人事，目上视，皮肤厥冷汗流，诊之脉不沉伏而弦劲，俄顷渐渐苏醒。据称自觉食管阻塞，嗳气至咽而止，气不能出，并觉喉间酸涩如啖蒜，时时冲逆，苦闷异常。舌苔则白腻，大便虽不松，心下按之濡，并不痛，体温不高。初竟不得其要领，后于腹诊得有动悸悸瞤，腹壁拘急等症状，始知其故，证属阴阳失调，心胆不宁，治则调和阴阳，镇惊安神，即与整个柴胡加龙骨牡蛎汤，数服而愈。

　　无独有偶，同时又有苏州因果巷廿七号徐君患奇特之病，亦于本年十月二日邀余诊。徐君年二十余，据述经商沪渎，曩日曾病大吐血，经注射治愈。近来忽时患火升面红，两目发赤，同时极度失眠，深虑吐血之复发，曾延西医吴光民君注射治疗。据吴医师检查之下，绝无显著之病症，既非肺病，又无热度，但患者自觉火升烦热，病热峻剧，不食不寐，逐渐增甚，竟至昏厥者再。余诊将脉弦滑，腹壁拘急，动惕冲逆，大便虽行不畅，余从和解清热，宁心安神着手，亦与整个柴胡加龙骨牡蛎汤，两剂而愈。

　　尚有苏州干将坊廿九号周菩卿君之夫人，患喉间自觉血腥气，喉间窒塞感，呼吸气不得伸展，头晕，有如悲噎气抑之状，甚则发气闭昏厥，约半小时之久，稍有如啼哭之声，呼气乃得出，而始渐渐苏醒，一日夜连发五六次。余诊得有动悸拘挛证，径与柴胡加龙骨牡蛎汤，一剂而愈。

　　又如桃仁承气汤之治狂癫病、骨槽风、高血压、脑充血、牙龈出血等，以及厚朴七物汤之治肠梗阻吐粪症等，均有极显著之实例。仲景方之伟效绝非笔墨之所能表彰，盖有事实胜于雄辩也。

　　　　　　　　（载于《苏州国医医院院刊》1939 年创刊号第 69 ～ 75 页）

五、栀子豉汤证治之研究

《伤寒论》云：发汗吐下后，虚烦不得眠，若剧者，必反复颠倒，心中懊憹，栀子豉汤主之。《金匮要略》用本方治六畜鸟兽诸肝中毒。《肘后备急方》云：本方治霍乱、吐下后心腹胀满。

《圣济总录》云：本方治蛤蟆黄（黄疸之一种），舌上起青脉，瘀血发黄，昼夜不得眠。《小儿药证直诀》云：本方治小儿蓄热狂躁、昏迷不食。服之或吐或不吐立效。

日人松川世德医师之验证云：一女子下血数日，身体倦怠，心烦微热，予本方两剂，下血减半，又连服数剂，竟痊愈。

又云：治其岳母颠仆而损腰，而来下血，小腹微痛，服药无效。予以为此病由颠仆惊惕而致者也。乃进本方数帖而痊愈。

又云：月洞老妪，年七十余，鼻衄过多，止衄诸方无效。予问其状，颇有虚烦之象，因作本方与之。四五日后来谢，曰服良方，衄忽止。

又云：柳田长助年八十许，一日鼻衄过多，郁闷恍惚，乃予本方而愈。

笔者于春之暮，诊一病者，赵姓，年三十许，住堰境桥和合村。病初陡发热，头痛如裂，自以为流行病脑膜炎，即服印送之传单方，重用阿司匹林，数服，大汗淋漓，病不去。一马姓医予以羚羊石膏无效，更医投承气汤，反心胸烦闷，反复颠倒，懊憹不得眠，经三昼夜，势极危殆。笔者思大汗大下后，烦躁不得眠，正是栀子豉汤证，亟于本方一剂即烦定而得眠，三剂而痊愈。

《类集方广义》云："此方栀子豆豉二味，然施之其症，效如桴鼓，设非亲试之于病者，焉知其效。"斯言诚良然。

陆氏云：本方所治主症，因发汗吐下后，阳证机能亢盛，而致心脏及脑部之充血，盖烦闷懊憹，心脏之充血也，反复不得眠，是脑部兴奋而充血也。

考栀子，《和汉药考》曰：本品内含"鲁比格鲁耳酸"（rateechlar smere–$C_{14}H_8O_9$）用为一切血证药。我国古人皆云，本品苦寒清心凉血，除心中烦闷，去上焦烦热，炒黑止血，治吐衄。

吉益东洞《药征》曰：主心中懊憹，旁治心中结痛及烦满。《名医别录》云：主治伤寒、头痛、寒热瘴毒、烦躁满闷，解六畜胎子毒。

于是方知本方不但治懊憹烦躁，且能治吐衄、血痢、血淋、损伤、瘀血诸血证而兼烦躁者。或谓本方是吐剂，盖误也。因本方证而兼呕者，加生姜故知其非吐剂明矣。亦有服本方而吐，然吐与不吐皆效也。

（载于《医学杂志》1932 年第 64 期，第 31 ～ 33 页）

六、对于国医设院之感想

中国医学由悠久的历史和积久的经验而来，此为一般论者周知之事实。中国因地大物博，出产药物种类繁富，价廉效宏，已为世界学者所公认。因国药功效系从千古以来人类疾病治疗实例经验之所得，较之动物实验，尤为确实而可靠。唯是疾病的诊断，全凭医生精密之观察，审慎之揆度，依据病理的变迁而定证候的阶段（如太阳、阳明、少阳、太阴、少阴、厥阴等六经证候，以及表、里、虚、实、寒、热等），故汉法医学（汉朝的仲景法的医学）可谓纯粹的证候诊断的疗法。此证候诊断的疗法，却与现代西医的对症疗法不同。西医的对症疗法则发热时给予退热剂（作用于体温调节中枢）或冰罨等，头痛时给予止痛剂（包括含有麻醉性的止痛药）。

汉法医学则不然，同是发热也，依其他种种证候之鉴别分为表热与里热，虚热与实热。表热（汗闭发热，抗力倾向于表）则汗之（发汗放散体温）；里热（肠胃有积滞而发热）则下之；虚热（消耗热）则补之；实热（毒素热）则攻之。同一头痛也，亦有虚、实、寒、热之分别。承气之泻下，可治头痛（充血性头痛，用泻下诱导法），杞菊之补益，亦可以治头痛（神经性头痛，用营养镇静法）。凡此证候之诊断和治疗，质言之，盖即依据抗毒趋势的病理变迁而投与辅助自然疗能的治法。希腊医圣希波克拉底氏有言曰：医者，自然之仆也。又有所谓"顺自然则生，违自然则死"。唯汉法医学之治疗，庶乎近焉。然而中医证候之诊断虽已恰合于病理的变迁，治疗亦合于辅助生理的自然，但亦不能以此区区而自满。要知疾病的原因已获现代科学之帮助而真相大白者比比也。我人生今之世，应采彼之所长以补我之所短，况古来相传经验的医学全恃医生感觉器官（视觉的视诊，听觉的听诊，触觉的触诊，嗅觉有时亦能帮助诊断）的诊察，尤须运用精灵的脑力和敏锐的思想以下诊断而收巧妙的治效。于是知非才智过人，力学不倦者，不足以言医。自来天禀聪睿好学深思之士虽代不乏人，如历代之医药文献，均足供我人之研究。惜皆限于各时代的见闻，厄于各个人的环境接触和遭遇，而记载其片段的经验。且自古以来中医无医院之设备来作集团的实际的研究，故纵有宝贵的经验，亦属偶然而无统计，多散漫而无系统。

试观方书之记载，往往随各人之思想而故神其说，谓某方药治疗某疾病其效屡试不爽，或万试万验，我人曷一试之。每或效或不效，三试而得两效者，已为上乘矣，此无他，未经实验统计故也。中国医药经数千年的经验而得到现在相当的实效，我人应再求进步，将其加以研究和整理，使其追踪于世界医药学术之列，才可以对古人而昭来兹。至于研究之循何方法，整理之从何着手，笔者主张，即"研究"当根据科学，如生理组织、病理诊断、药理作用等，一以新医科学的理论为主；"整理"应统计实验，依据古代之记载，重新核定其实效，以国药治病，以科学说理。此在顽固守旧者，每訾谓投降西医，笔者则认为改进中医，舍此莫由。且一国本不应有两种医学，不仅中医应改进，舍部分理论而宗科学，即西医亦应改进，舍部分西药而多用国药。如能中西融合为一，方得谓之中国本位的医学。

据笔者的经验，"研究"则个人亦易进行，而整理则非有组织有设备不易着手。我人如欲研究科学医药诸理论，可以多读科学医籍以明其理，并于师友之间实习以明其用。且我人所研求者为临床医，于应用技术及诊断知识之外，固无须乎置身于实验室。至于整理经验之方药，则非统计实验以核定其实效不为功，而实验之求得其统计，非设立医院收容病人则不足以臧其事。

笔者于数年前曾组织一"国药单方实验研究社"，搜集验方，规定应用范围，刊行单方汇报后发交更多同志研究，按方于规定范围内试用，试用结果报告本社，再汇集统计。如此办理两年有余，集合全国内外同志计五百余人，单方汇报出版至三十三期。惜因抗日战争爆发，邮政断绝而中辍，尚未能得到较确切之统计。近以原有社员地址变更，研究社一时势难复活。然此项办法因社员散处各地，全凭通函研究，未免多数隔膜。

当时曾蒙沪上同志汪君企张医师来函谓原则上绝对赞同，并提一建议谓与其办单方实验研究社，不若办一实验研究所，收容病人实验单方，更较为确实云云。此诚经验有得之见也。现在本院（苏州国医医院）虽已初具雏形，而苦于经费支绌，对于救济贫病，不能尽量收容，未免引为遗憾。如果应用单方，则极合经济原则，然亦不能以一概其余，因病有单纯有复杂，于复杂之病，仍多有宜以复方者，但不拘单方或复方，均须以临床观察其经过，记载其治效，此非尽量收容病人不为功。如能确定经费，扩充范围，继续办理，则对于中国医药学术研究改进诸问题，定有相当之收获耳，还望同志督促而指教为幸。

（载于《苏州国医医院院刊》1939 年创刊号，〔言论〕第 14 ～ 15 页）

七、今后之计划和希望

医学为实用之学术，绝非纸上谈兵似的研究所能成功。证候之鉴别，病型之测定，药物之疗效等，均须于临床之探讨，用实验统计之方法归纳其结点，才得谓之科学方式的研究。欧洲医学之发明，大半得力于医院实验统计之所获。唯是国医设院，收容病人，从事研求，事属空前创举，筚路蓝缕，前无成例可援，只根据我人之理想，做闭门造车之工作，未免不合于轨辙。且啬于经费，既乏人才，又鲜设备，故虽忽忽已经半年，愧无多大贡献。盖单纯从事于治疗，尚较容易，如于整个中医学术之实验研究而求整理改进，则兹事体大，非以本院为嚆矢，而全国同志赞助响应，遍设国医医院不可。本院对此颇抱赤热之忱，愿以全副精神惨淡经营。而同人等虽才力短绌，然志实有余。兹将今后拟具改进研究之计划条陈于后，做公开之讨论。望我道同志，先进学者，以及读者诸君，惠予善意之指正，则本院同人无不乐为之采纳焉。

关于疗治方面者：

第一，本院主张以科学方法研究，以国药治疗疾病，一以救济贫病，一以核准疗效为宗旨。但国药之处方，原取其混合之作用，故自古相沿。每一方剂所用药物自数种以至十余种不等，推其用意，有取其协同作用者（用数种同性状功效药物相互协助，古称佐药）；有取其拮抗作用者（用两种性效不同之药物相互监制，古称反佐）；亦有取其调剂及赋形者（古称使药）。然每方必有一主药（古称君药），所谓君臣佐使，每方三四五味似亦足矣。故仲景之经方，因药简力专而效较著。盖国药系生药（未经分析成分），每一味国药往往含有数种以上有效之成分，故即用一种中药，已等于数种单纯成分之西药。只用一种药物治病者，俗称单方，单方亦能愈大病起沉疴，此为人人所知之事实，即此可知用药不患其单简。不过现时中医用药之习惯，已造成社会之风尚。若医师处方只用一二味或三四味，则病家往往误以为医师敷衍塞责，纵不抛弃药方，亦必失去信仰而效力减少。此所以本院对于门诊之处方，陷于社会环境，不得不仍循旧习而处复方。今后拟于单纯病证尽量提倡用单方，即一般病证除使用整个之经方外亦可参考仲景经方之方证疗法，执简以驭繁，如此则方能核准药物之疗效。此对于研究改进殊属重要，还望我道同志加以提倡为幸。

第二，遇中药效力所不及或尚无相当效药发现时，有必要采用国产新药，如急救强心、止血等，拟采用"新亚信谊"等国产新药，想此亦不背提倡国药之原意。

第三，古代医界用药之法，除内服外，还有熏、浴、膏、摩、蒸、熨、坐药等方法，如头风用摩散，猪胆汁之灌肠，蜜煎导法之坐药等指不胜屈。后世医界往往于内服之外，不甚注意其他用药法，此殆亦中医退化原因之一也。如小儿肺炎之宜外敷（中药罨敷科）及喷雾，寒冷性腹痛之用温罨，药液蒸熏之发汗，皮肤对抗刺激之发泡，鼻喉病内服不若以熏洗，关节病之用药汤热浴等，均能辅助内服疗法之不及，均宜尽量提倡实行之。

第四，采用解救内服中毒之洗胃器，急救脱水或大失血之盐水注射器，治疗呼吸病之喷雾器，检查耳鼻咽喉等部位之反光镜，以及导尿、灌肠等器械，以资急救治疗及诊断上之帮助。或谓卫生当局规定中医不得用西药及注射器等，此盖一因于卫生机关都为西医所组成，未免存有门户之见；一因于一般中医都不愿深究西医之学理，以致互相冰炭。当局为慎重人命计，乃有些规定，本院为学术之研究，根据学理而取以应用，想卫生当局决不至横加干涉也。

关于诊断方面者：

第一，特约经验丰富、志同道合之西医做互相参证之诊断，盖本院之宗旨，诊断疾病，因宗科学，自宜与西医诊断趋向一致，故于必要时自有与西医研讨之必要，但治疗仍须用中药。如此则不仅中医真正科学化，且西医亦自然国药化矣。如由本院作俑，而全国中西医界均放弃门户之见，相率而循此目标进行，我知不久之后自能中西融合为一，而产生一种中国本位的新医学。

第二，本院诊断疾病，遇有须显微镜检验之必要时（如肠伤寒、恶性疟疾等），采取检材送请设备完善之医院或卫生机关检验之方法，以助证候诊断之不及。盖本院对于医学之研究，力宗科学，唯于治疗方法，则不能放弃中药。中药以依据证候疗法之外或当有效于原因之治疗，能依此方法研究实验，我知于中药治疗之功效必有较大之发现，还望贤明之卫生当局，有识之西医同志，不囿中西门户而加以歧视，尽力予以扶植为幸。

关于药物方面者：

第一，延聘或联合生药学专家鉴定药物之真伪，改良旧法之炮制。盖我国古时医生往往入山采药，亲自制剂，对于药物形态之鉴别以及药用部分之性状认识较确，而功效自较著。后来医药分途，致医不识药，而药界则完全成为商业化，只知估量药用部分之大小、形色而定价值，注意色泽美观而矫揉炮制，药物之种类、科属、性质、效力等非其所闻也。于是采药之农，运药之贩，或以无心之误而采集形态神似之品，或有意图利以伪乱真。而药肆之修制，则有用硫黄熏成之白色，柏汁染成之黄色，及久浸久泡等之矫揉造作。不但此也，据近人研究发现有萝藦科及蓼科之两种何首乌，其原植物之生长绝对不同，但是药用部分却不易鉴别。钩吻之混杂于大茴香中，不察原植物亦不易鉴别，且白前与白薇之颠倒错误，相思子之误作赤小豆等，不胜枚举。关于药物方面之整理，真所谓千头万绪，不知从何做起。然兹事体大，绝非区区一部分人力所能成功。我人志切研究整理和改进，对于此事亦似不能放置而不顾。然严格言之，此为药界之事，在其改进过程中，国药业中只有商业人才，尚无药学人才之现在，我人要应用国药，故不得不越俎代谋，最低限度，于应用最繁之药物加以注意。希望本院当局聘请或联合生药学专家，以作相当之鉴别，并辟地试植标本，确定科属，改进炮制以保持其有效成分。又如海狗肾（海狗之阳具及睾丸），确为效力显著之性腺强壮药也，以其物稀而价昂应用者甚少。然药市尚有一种黄狗肾，其价尚廉，固为绝好之同类代用品。哪知部分药商因无药学知识，其所收集者，只有阳具而无睾丸，既无性腺何能奏效，此应促省药商之注意，收买时须要连附睾丸者，庶不致买椟而还珠。且同类之动物脏器，似乎均可采入药用，盖我国药界不仅缺乏药学知识而且每迷信名贵，凡物稀而贵者，则珍视之，以为非此不足以治病，殊不知同类药物均具同等之性效。如肝脏之补血（古称补肝明目，此因肝脏内含维乙素，见拙著《羊肝之研究》，载前南京中国科学社出版之《科学的中国》（半月刊），古方有用牛肝者，有用羊肝者，亦有用鸡肝者。古人尚知活用，何今人之反拘迷不悟耶？虽然，此只为笔者之意见，应请生药学家加以鉴定而事提倡。

第二，搜罗民间草药，或设圃移植。中国药物里植物药居最多数，故药书古称本草。然植物药之应用，干燥者不如新鲜者之有效（有少数如陈皮等例外）。盖植物所含之有效成分，久贮则易散失。故民间之生草药，流入铃串草泽医者之手，往往能愈名医所不治之病，但彼等守秘以糊口，而医生多耻于下问，不知留意于此。据笔者所知者，如景天草、鱼鳖金星等草药之止吐血，半枝莲、枉开口（佛指甲）等之解蛇虫咬毒，治瘰疬特效之臭藤，治跌打损伤之扦扦活、仙桃草，又如利尿有著效之黄藤根，有强壮显效之脱力草，治阑尾炎之红藤根等，不下数十种，均非药店之所备，而原野则俯拾皆是者，似应留意搜罗，或设圃移植，收贮以待应用。尤应另拨经费，征求收买，延聘指导。如前镇江医政学院药物试植场之办法（该场每年春秋两季，聘请草药医指导，派员入山采集标本，移植场内。笔者前去参观，据该场主任于达准先生告知，已搜得三百七十余种，试植经过，发育甚佳云云）。如此办法，当有成效。但苦限于条件，不能骤见诸事实，还望热心人士支持，俾底于成，此其功德远超乎一切慈善事业之上。

第三，设法改良制剂。国产药物均属生药，不是树皮草根，即是果实花叶，兼有矿石、介壳、动物脏器等，历相沿用，不是混合为煎剂，即是共研为丸散，此于效力上未免逊色。若一一提炼化验，分析成分，不但现代化学所不能，而且事实所不必，因国药之应用，系取其混合而整个之效分故也。但我人为求应用之简捷，效率之增进计，似应有设法改制之计划，矿物类及介壳类等药物，当用磨粉机磨成极细之粉，再用水飞（水磨）磨至无声（放置口中，只觉腻而不觉细粒为度），内服为丸剂或散剂用之，方可吸收而易奏效。用量可减至煎剂之十分之一二，而效力则过之。如此则岂非既经济而又效宏乎？植物类之药，如含有胶质者，可制成浓流膏或干膏，如地黄膏、党参膏、甘草膏、黄芪膏等。含有芳香性挥发油者，制成散剂或酒剂，如桂皮酒、丁香酒、茴香酒等，或陈皮散、大黄散、干姜散等，则不但应用较便利，且整批制剂，既无药渣中遗弃之牺牲，自较临时煎煮为经济。动物脏器之药物，应以低温干燥制成粉剂或丸剂。至于炭类之药物，原取其具有吸着之作用，如制法精良，对于止血止泻等有绝大之功用，如山楂炭、炮姜炭、血余炭等，哪知药商向来每用炒焦或煨焦（古称烧存性），但此种绝无标准之制法，不失之太过（成为灰），即失之不足（中心不焦透）。笔者的意见，拟仿日本之"黑烧"法，用坩埚以制之，制成纯粹精良之"活性炭"，磨成极细之粉末，以严密干燥之贮藏，作散剂、丸剂以及片剂用之，其效自较现市药肆之炭类增加倍蓰耳。

我人不愿唱科学提精等高调。以上几点，为改进制剂最低限度，且简便易行之方法。因本院已设有国药社，置备相当之机件，自较易于着手。望本院当局鼓勇敢之精神，奋改进之毅力，延聘制药职员，专司其事，以责其成，当不难见诸事实也。

第四，豢养动物，试验国药之中毒作用，以定用量。中药如生附子、乌头、半夏、南星等，均含有毒性成分，故均须炮制而后应用。古来制法，大都用水漂浸，再用豆腐同置水中煮至极透，然后去水，或再漂或再浸，必至尝之无味而后已。窃谓药物之有效作用，原在于其所含之毒性成分，如果漂浸煮蒸至于无味，是只用仅余之残渣，即使尚有几微之效，已大违经济原质。譬如用制附子一二钱发生效力者，生附子几分或几厘当已足矣。但不过生附子之毒性作用未经测定其用量，难免易出流弊，如能延聘专家指导，饲养畜羊兔鼠猫犬等动物多头，磅其体重，喂与毒性较重之药物，由少而递增，测验其对于药物的生理作用，并试验其中毒量与致死量等。如将毒性峻烈、效力显著（凡药物毒性愈峻烈者，效力亦愈宏大，试观西药如砒剂、汞剂、河豚毒素等至毒之品，研究试验核定后，均成为至要之特效药）之药物，一一研究试验而定药用量、极量、中毒量，则医界方易应用，而良药不致废弃（旧法炮制摧残药效，牺牲甚大）。此项工作似为研究国药至要之事项。惜乎本院绌于经费，恐不易见诸事实，只望政府当道，留意于本位文化，对于本位医药之努力者，加以鼓励提倡，作有力之援助，以乐观其厥成。

（载于《苏州国医医院院刊》1939 年创刊号，〔言论〕第 19 ～ 23 页）

八、几种特殊药物的研究

甲：植物上的寄生虫

1. "青蒿节间之蠹虫"

本品为生于青蒿节间之寄生虫，状如小蚕，在四五月间化蛹，后乃蜕化而为成虫（蛾），当其未化蛹时之幼虫，可供药用。此物古方书虽不见用，明·燕士俊《保应集》尝用本品以治小儿惊风。取虫捣烂，和入朱砂、轻粉等份，研为丸如粟粒大，每岁用一丸，乳汁化下，有意想不到之功效。有诗为证，诗曰：一半朱砂一半雪（轻粉），其功全在青蒿节，任教死去也还魂，服时须用亲母血（母乳）。

橘泉按：青蒿本为解热药，此虫蠹蚀青蒿，当有解热之功，且虫类药之通性均有镇痉作用。凡小儿发热，极易侵犯神经而发惊痫痉挛等证，以本品治之殊为合理。惜本品药肆不备，如随时留意搜集以为药笼之备，则安得以应急需。

2. "苍耳虫"

本品系生于苍耳草梗中之蠹虫，大者长五六公分，色白质柔，凡苍耳梗间有蛀孔者，内均有虫，剖取其虫，用于治疗肿恶毒，每用一二枚，捣敷患处，极有神效。

橘泉按：苍耳草原为解毒治疮药，用于大风癫疾，恶疮疔肿等症。本品为苍耳之蠹虫，殆与苍耳同功，然其效实过之，用于治疗疔疮，确有奇特之神效。笔者曾亲自试验。盖前年（民国二十六年）夏，得镇江医政学院药物试植场于达准先生赠予油浸苍耳虫一瓶。是年秋抗战爆发，余避难返里时，以此物之不易得也，携之以去。后遇里人之患唇疔者，肿及头额，神昏气急，疡科以为不治。余闻之，自告奋勇（余系内科医，患者不信余能治疗），以消毒之刀微破其疔，取虫数条（因油浸日久，虫已缠成一团，不复分其条数）敷患处，并令内服黄连解毒汤，是夜疮口流出黄水涓涓不绝，翌日肿消其半，神清而气平，但疔肿仍木硬，更以温开水洗去敷药（虫），用刀微刺令出血，再敷以本品。是日不给与内服药，以验其究竟，仍即流去恶液甚多，两日而痊愈。于是可知本例之得愈，其功效确属本品无疑矣。但后因奔避流离，该瓶已失去所在，及今思之，殊为可惜耳。

3. "接骨仙桃草"

本品为生于田野及田塍间一年生之隰草类草本植物，叶光如石榴叶，全植物形态如旱莲草，但断之无墨汁，高可尺许，谷雨后生苗，立夏后开细白花而成穗，后结形如豆粒之实，生青熟红，宛如小桃，中空有小虫，剖视则跃然而活动，盖该草之寄生虫也（如豆之"仙桃"恐非果实，当系虫类寄生之赘疣耳）。如于芒种前后采取此草，连桃及虫（此药之用，全在乎虫，若过夏至，其虫蜕化，穴孔而出，苞空无用矣）用为消痈散肿药。《百草镜》用以治吐血，称有补益之功，《救生苦海方》用治跌打损伤，有活血散瘀之效。前几年《上海中医新生命杂志》曾有人（其名已忘，手头无此杂志无从复按）投稿，盛称本品对于胃痛有绝大功效。

橘泉按：对于本品，笔者初闻友人之称述以及方书医志之介绍，佥谓有神妙不可思议之功效。余虽记取其形态，但苦于只闻其名而未识其形，盖因碌碌无暇于春秋佳日寻芳野外，向大自然中去认取其实物以自憾。

去年（民国二十七年）春，余避难于江苏严墓之乡，长日无事，携小儿达智（八岁学龄儿）散步田野间，撷取草类，作为自然教科之辅助。讵小儿眼锐，于田塍间采取一枝高二三寸，累累结实之小草，持以询余，曰：此为何草？余视之竟不能答复。后剖视其实，内均有活跃之小虫，虫色青而两端尖，形略扁，遍体具环节，能跃而不能行，似非幼虫而已成蛹矣，至此始恍然于此殆所谓"接骨仙桃草"欤。因此草甚细微，其茎叶似与记载不相符合，乃持此标本，再行寻觅。后于水田间得一同种类之草本，高约尺许，茎空而叶面光亮如柳叶，茎似旱莲草，断之无墨汁，完全与记载相符，此盖土地之肥瘠及其生长环境之不同，因而致植物之形态略异，即此可知鉴别生药非实地研究不为功。自此无意中发现并认识其面目后颇感兴趣，每至田野稍加留意，觉本品之生长于杂草间者亦甚多，采取多本，持以语乡人，谓煎服或焙研冲服此草，能治跌扑伤及吐血与胃痛，嘱彼便中多多采取以备不时之需，此乃不费钱之妙药也。讵乡间胃病甚多，彼等均依法炮制，但结果有效有不效，盖胃病之原因不一故也。后遇一毕姓患者病反胃，忽然大吐血几殆，邀余诊，盖胃溃疡也，因嘱服本品。其时已在夏末，田野间遍觅已无此草，幸乡人殊诚恳，此前经余介绍后，颇有人遵余嘱采取晒燥以收贮，乃丐取煎服。数日间该患者不仅血止，且其数载之反胃亦因此而痊愈。此为余所亲验，本品似具有消肿、镇痛、活血及强壮之功也。区区小杂草，竟有如许之植物药之伟效，固较矿物性金石类之功效宏大，现代已成为东西洋学者所注意研究之问题。笔者以为植物药上寄生之动物药，医治功效之更为宏大，似为各国学者所未知，特提出以供国内同志之研究。他如木蠹虫、桑蠹虫等种类甚多，限于篇幅，不备载。

乙：虫类身上的寄生植物

1. "冬虫夏草"

本品据古代的记载，谓冬季化为虫，夏季为草，其实物标本的形态则上部为植物之苗，长八至十二寸，形如韭菜，下部为一微黄色之昆虫，长约寸许，形如三眠之蚕，有口眼，具足十二，盖系该昆虫之寄生植物也。本品产于四川、云南等处，为有效之兴奋强壮药，并能止血镇咳，平喘嗽，对于老人及衰弱患者之喘嗽、膈症、腰膝酸痛等极为相宜。

考徐后山《柳崖外编》云：冬虫夏草一物也，冬则为虫，夏则为草……入夏，虫以头入地，尾自成草……交冬，草渐萎黄，乃出地蠕蠕而动，其尾犹簌簌然带草而行，盖随气化转移，理有然者。

橘泉按：吾国古时一般文人对于学问之研究，辄喜于纸上用功，而不惜实际之探索，故往往有认识不清，以意为之之错误。如"像我"——"像我"螺蠃之养螟蛉为己子，以及"腐草为萤"等笑话。徐后山之记冬虫夏草，亦不脱此类窠臼之谬误，盖本品系植物性菌类，寄生于昆虫之躯体，以吸取其养分，卒之虫毙（僵）菌长，遂苗出于地面，故上为草而下为虫也，至其可入药用之功效，当系虫草各居其半，而有效成分似由虫类而来，因此草之养料，吸取自虫体故也。

2."白僵蚕"

本品为蚕体患病死而僵硬之尸骸，其体色白，古来用于小儿之惊痫，老人之中风失音，喉痹风痰等症，盖有解痉镇静之功也，并治口疮舌肿，妇人崩中带下，似兼具收敛消炎作用。

橘泉按：蚕食"桑叶"（桑叶古称去头风，平肝阳，原有镇静之效），蚕之排泄物"蚕砂"古称疏风湿，疗顽痹，手足不遂等，盖亦神经系药物也。白僵蚕者，何以不取其活体而必取其僵化之尸骸？此当于蚕体之外另有所取耳。考蚕之所以病僵之病理，系由一种植物性丝状菌芽孢侵入其胃中，因气温湿度过高，不适于蚕体之生活而适于细菌之繁殖，于是细菌芽孢发生丝状，蔓延蚕之营养器官，至于穿破丝膜脂肪肌肉等，贯通蚕体之皮肤，抽出丝状体，至是蚕均为白色之粉末（芽孢）所包围，遂坚硬而僵毙，此盖亦植物寄生于虫类之病也。僵蚕之医治作用，除蚕体固有之性效（镇静）外，此寄生于蚕体之植物（丝状菌）抑或或有某种之作用耳，还望药学专家进而研究之。

丙：动物的排泄物（粪的研究）

1."人粪"

梁代陶弘景用治时行大热、狂走，解诸毒。唐代苏恭《新修本草》治伤寒风毒、封疔肿。明代李时珍治痈肿发背，痘疮不起。

2."人中黄"

本品系用甘草粉装入竹筒中，久浸于人粪中而成。又陶弘景曰，近城市人以空罂塞口纳粪中，积年得汁甚黑而苦，名为黄龙汤，疗温病垂死者皆瘥。《大明诸家本草》云：腊月截淡竹，两头留节去青皮，浸粪中，渗入取汁，治天行热疾中毒，名粪清汁。（【橘泉按】此即现市所谓陈金汁也，其医治作用与人中黄完全相同）古本草将粪清汁与人中黄同列一条。《大明诸家本草》主治天行热狂、热疾中毒、蕈毒、恶疮；朱震亨云主治热毒、湿毒，谓大解五脏实热，饭和作丸，清痰消食积，降阴火；《儒门事亲》治痘疮不起；《肘后方》治发背欲死，及中菌蕈毒；《千金方》治丹毒疔肿解蛇虫咬毒；《外台秘要》治中蛊毒。

3. "婆猪（母猪古称𤞃猪）粪"

陶弘景《名医别录》云：治寒热、黄疸、湿痹。《日华子本草》云：主蛊毒天行热病，李时珍谓烧灰发痘疮，治惊痫，除热解毒，治疮。《御药院方》云：治痘疮黑陷，名"无价散"。

橘泉按："人粪"在民间用以解中砒石毒，人中黄、陈金汁对于急性热病之热高狂妄者，经验上确有相当之成效。按古代之记载，征诸近人之应用，于是知人类排泄之粪便似具有解热解毒之作用。"无价散"之治小儿痘疮麻疹、热毒炽盛、急惊风痫等热病，亦为现代中医经验上公认有效之药物，第其所以能奏功效之原理，则殊有研究之价值。笔者前曾于苏州国医研究院提出有"同类药物通性的研究"之讲题，窃以为动植物之同科属者，及同为动物之粪便等，除生活环境等特殊原因外，似多少有一共通性。试观人粪与猪粪古代之记载，同具解热解毒之功也。粪便之有效成分，除动物肠间分泌物，以及腐败产物之阿摩尼亚（ammonia，氨气）等而外，或因于各种具有医疗价值之肠内细菌，以增加抗毒与免疫等作用欤。但是否成为笔者理想中之事实，还希药学专家进一步之研究，以明其究竟。

4. "雄鼠粪"

本品又名两头尖，张仲景及古今名方多用之。《日华子本草》用治痫疾，明目；《外台秘要》治伤寒劳复（【橘泉按】疑系回归热）；《普济方》用治大小便秘；《千金方》用于室女经闭；姚僧垣《集效方》及《寿域方》等，用作消乳痈；葛洪《肘后方》用治鬼击吐血，胸腹刺痛；《梅师方》外用治跌打损伤、瘀血疼痛及毒蛇猫犬咬伤等，盖本品当有解毒、通经、镇痛之功耳。

5. "五灵脂"

本品即哺乳胎盘类翼手类食果类寒号虫之屎粪也。考寒号虫为产于热带地方的最大蝙蝠。《开宝本草》用治心腹冷痛，小儿五疳，辟疫治肠风，通利气脉，女子血闭；《产宝方》治胎不下，恶血冲心，及产后儿枕痛；《灵苑方》治血气刺痛；《事林广笔记》用治卒暴心痛；夏子益《奇疾方》治"血溃怪病"，即眼中白珠浑黑，视物殊常，毛发挺直如铁丝，能食不能语，如醉，名曰"血溃"（【橘泉按】此病或系视网膜出血，眼球溢血症），用本品为末，冲服二钱即愈云；《奇疾方》治中风瘫痪；《本草衍义》治风冷气血闭，手足身体疼痛，冷麻；《乾坤秘韫》治骨折肿痛；《太平惠民和剂局方》用本品合炒蒲黄名"失笑散"，治男妇老少心腹诸痛，用醋或酒水煎服，其痛即脱然如失而笑逐颜开，故名"失笑散"。盖本品似亦有通经止痛、活血消瘀之功耳。

6. "蝙蝠粪"

本品又名夜明砂，一名天鼠屎。《神农本草经》主治腹中血气痛，破积聚除惊悸，《续信方》治扑损痛，苏恭用以下死胎。唐慎微云，捣熬为末，拌饭与三岁小儿食之治无辜病。（【橘泉按】无辜病，殆系小儿先天性遗染病，如遗染性痨瘵等古称无辜疳）甚验。《日华子本草》炒服治瘰疬，宋·寇宗奭《本草衍义》治小儿疳病有特效；"经验秘方"用治胎前疟，又治五疟不止；《圣惠方》用以治青盲雀目等。盖本品于通经镇痛之外，似兼有抗毒灭菌强壮之功。因青盲雀目小儿疳等均属营养不良之养素缺乏病，而无辜瘰疬疟疾等又属细菌性传染病故也。

7. "兔粪"

本品又名望月砂。李时珍主治目中浮翳、痨瘵五疳、疳疮痔瘘，杀虫解毒云云。沈存中良方，载"江阴万融病痨，四体如焚，寒热烦躁，忽夜梦神人，腹拥明月，光明照澈使人心骨俱寒，及寤而孙元规使人遗药，服之遂平，叩之，则明月丹也，乃悟所梦"。考"明月丹"之处方见《苏沈良方》，用治痨瘵追虫，方用兔粪四十九粒，硇砂如兔粪大四十九粒，为末生蜜丸梧子大，月望前以水浸甘草一夜，五更初取甘草汁送下七丸，有虫下，钳入油锅内煎杀，三日不下再服。

橘泉按：古人称为痨瘵者，似包括结核病、寄生虫病等均在内，明月丹所治者，虽不能证明为结核或虫病，而望月砂之有解热解毒灭菌杀虫之作用，即此亦可窥见其一斑耳。

8. "雄雀粪"

一名白丁香本，本品为瓦雀（麻雀）所排白色之粪粒。陶弘景《名医别录》谓疗目痛、决痈疽，女子带下，溺不利，除疝瘕。苏恭云和人乳点目中胬肉，赤脉贯瞳子者即消，和蜜丸内服治癥瘕久痼诸病（似内脏肿瘤等类）。陈藏器主点涂痈疖不溃，汤化服之治急黄欲死者（似系梗阻性黄疸）立苏，腹中疢癖诸块。伏梁者，和干姜桂心艾叶为丸服之，能令消烂。

橘泉按： 本品外用有腐蚀作用，内服似有通经利尿消导攻积之功。

9."鸡矢白"

入药取雄鸡腊月所排之白色粪便。《名医别录》治消渴，破石淋，利小便，治转筋，外用灭瘢痕。《日华子本草》治中风失音，痰迷，小儿客忤蛊毒，外用治白虎风痛，陈藏器用于贼风风痹及虫咬毒等。李时珍谓下气通利大小便，治心腹膨胀，消癥痕，疗破伤风，小儿惊啼，以水淋汁服解金银毒，以醋和涂蜈蚣咬毒。《积善堂经验方》治一切肚腹四肢肿胀，不拘膨胀，气胀、湿胀、水胀等。有峨眉山僧人，用此治人得效，其人牵牛来谢，故即名牵牛酒（【橘泉按】此即《内经》著名古方"鸡矢礼"）。方用干鸡屎一升，炒黄，以酒醅三碗煮一碗，滤汁饮之，少顷腹中气大转动，利下，即自脚下皮皱起而肿渐消也。未尽，隔日再作，并以田螺二枚，滚酒沧食，后用白粥（稀饭）调理。

又笔者曾亲见一乡老（系一孤老，不能治生产者），初非业医，而能医鼓胀，求治者辄效。其法甚简单，患者至即给与一种丸药，但秘其方不传。据服药者云，其丸气味甚恶劣，而服后大小便皆通利，故肿胀往往因此而渐消。经余多方探询，并许以重酬，终不得其要领，后于无意中闻其邻人谓此老有一养鸡癖，以医鼓报酬之所得，多半用之于购鸡和喂鸡之食料云。余乃恍然于其药之必取于鸡粪也明矣，但不知尚有否其他配合药，则终莫能得其究竟耳。其人现已恐不在，良方失传，都如此类也，言之不胜浩叹。吾国之特效验方湮没于民间者，不知有恒河沙数，除非以国家之经费，政府之提倡，出重金以收罗，集专家之研究，则不足以谈保存。他如马粪、牛粪、狗粪等，不胜枚举，且限于篇幅，故不累载。

橘泉按： 余竟提出"粪便之研究"，读者无乃以为太涉于秽亵，或谓世间万类何物不可以入药，奚必此秽恶不洁之粪便以为药用耶？余当正告读者，现代科学万能，泰西（欧美）各国竟以废物利用为能事，闻法国于都市间装设抽水马桶（便器），使人之粪便汇流而入地下总沟，集取粪便中之不消化物质，提取出大批营养之成分。又如近来各国之大药厂咸于动物溲便中析取种种内分泌激素，为脏器药物研究运动之大成功。又日本武田制药公司制造之强心剂"维他康复"系从犬之粪便中提取。

女性雌激素"婀阀好萌"系于怀孕之母马尿中提出；男性雌激素"英男儿萌"则从年轻男子尿中提得。年来已经科学之证明，粪便之含有药用成分，于以知古代经验记载之不谬也。

　　吾人应参考历代之文献，注意临床之治效，并根据近世学理进而求其所以然之作用，窃为是乃现代医药界应负之使命。第吾侪医者只能介绍经验之药效，提供研究之资料，俾资药学专家之参考。至于研究之发明，还望有完善设备之药学同志也。

　　　　　　　（载于《苏州国医医院院刊》1939 年创刊号，〔研究〕第 17 ～ 22 页）

九、冬温证的真相和预防法

绪言：冬温的病名，古时是没有的。《内经》曰："冬伤于寒，春必病温。"这是说春温。仲景《伤寒论》曰："太阳病，发热而渴，不恶寒者，名曰温病。若发汗已，身灼热，为风温。"这也并不论冬温。后来叶天士作俑，谓"江南无真伤寒"，倡立温热之论，吴鞠通遂有《温病条辨》之作，王孟英有《温热经纬》之著，喻嘉言有瘟温之辨，薛生白有湿温之篇，吴又可有瘟疫之论，陈伯平有风湿之治，然都不是专论冬温的。其实"冬温"乃冬令的伏气热病，初起发热不恶寒，为与伤寒的大别，但不可误认冬令正伤寒为冬温，须知伤寒是新感，冬温是伏气，它的原因、病状和预防治法，都与伤寒大异。今特提出几个要点，公开地研究一下。

来源：吴鞠通说："冬应寒而反温，阳不潜藏，则病冬温。"其实人身的内部必有弱点，所以冬令气候稍暖，阳气就不能潜藏，易感温邪。或秋伤于湿，至冬不解，也易感于温，遂发伏气的温病。大概寒露至立冬前，雨多晴少，小雪至小寒，温暖晴燥，多风少雨雪，最易酿成冬温，且每含传染性质，发必蔓延，不可轻忽的。

症状：初起不恶寒，即发热头痛，晕晕似痛不痛，其热浑浊不清必红，苔必厚腻或黄，甚则灰黑，又兼咳嗽气逆喉痛（西医谓肺炎或猩红热）。小便必短少而黄，大便或坚不解，或下利，肛门觉热。若在女子，适逢经来，热入血室，每转晨清暮昏，如见鬼状。在小儿则机体脆弱，血热容易发生痧瘩。

症状和伤寒的辨别：伤寒初起，恶寒无汗，头痛如裂，神清，舌苔薄，溲清，胫节不酸痛，以此为别。冬温的原因和病状已如上述，阅者当已明了。现在再说预防的方法。倘预防不及，然后补救，不过天时人事变迁无常，定法的当中，又有活法，临机应变，在乎其人，笔者只说得其大概吧！

预防：冬令温燥的时候，勿食辛热炙煿的食品，勿过犯房事，勿冒风霜，勿过暖过寒。多食蔬菜及滋养食品，最好以白萝卜泡汤常吃。若唇口干渴，大便坚结，用活芦根、冬桑叶等煎汤服。假使已觉身热，急需禁食粥饭，用桑叶、菊花、银花、连翘清解。切忌用桂枝。所以然者，桂枝性温，为温病所大忌；饭粥亦能反助温邪，而热不消谷，易生他变。讲到变症，有在营、在卫、入气、入血的分别。这当儿的治法，必须审其所因，辨其所误，要在医生的眼明手快，因机而断，为补助施治之助哩！

（载于《杏林医学月报》1932 年第 36 期，第 21 ~ 22 页）

十、科学常识问答

1. 霍乱病菌制成浆苗，何以能预防霍乱？

问：霍乱的原因是一种霍乱病菌，由苍蝇及饮食物传染到人们的胃肠内而发生很可怕的霍乱病。医务人员常常劝人们注意夏令清洁，扑灭苍蝇，饮食物须煮沸，不给霍乱病菌有机会可乘，就是预防霍乱的极好方法。但是预防霍乱的疫苗为什么反用霍乱细菌制成，注射到人们身体内，不怕发生霍乱吗？（德明）

答：霍乱是一种烈性肠道传染病，由霍乱弧菌污染的水和食物而引起传播。临床上以起病急骤、剧烈泻吐、排泄大量米泔水样肠内容物、脱水、肌痉挛、少尿和无尿为特征。严重者可因休克、尿毒症或酸中毒而死亡。霍乱弧菌黏附并定居于小肠中，分泌的毒素是产生以上这些症状的主要因素。

但是人体生理上的组织防卫机制却是非常完密。一般传染性疾病的细菌毒素可能侵害血液，破坏细胞，但血液中有一种白细胞，却能追逐细菌，吞噬细菌，这叫作噬菌作用。血液中还有一种血清，有抗毒作用（白细胞与血清是构成人体免疫力的重要元素）。当人们一度罹患了传染病后，体内多少总有些时间可以免疫，就是这些抗毒机制经过了一次训练，战胜了一次细菌毒素，它的作用也就特别增强了的缘故。

预防传染病的免疫疫苗，除霍乱外，其他如伤寒、赤痢、猩红热、百日咳等，也都是这个原理，即用杀死了的病菌，经过精细缜密的操作，制成药液，以菌体的单位为药量的标准，施用于人体。因其菌已被杀死，无法再分泌毒素（不比活的细菌，能够继续分泌毒素），用为激起人体内固有的抗毒机能，促进白细胞的产生，振起血清的增加，以发挥其天赋的免疫天职，使身体上早有戒备，以免敌邪外患乘其不备之虞。譬如国忧外患，恐边疆不修，一旦敌袭，预防之法首在时时警戒，增兵设防，操演训练，以为之备耳。

2. 阿魏预防麻痧的理由

问： 麻痧是传染病，江南人叫痦子，每每流行于冬春两季，对于小儿感染最敏。此病一有发生，则境内小孩每难幸免，且无有效措施进行隔离与预防。常见民间用阿魏佩戴身上，往往收预防传染之效，究系何故，请明其理。（延年）

答： 麻痧或称麻疹，系由麻疹病毒引起的一种急性传染极烈之热病，其特性，系由呼吸道受染。病人呼出之气以及鼻涕、唾液、痰等均含有病毒，干后则混入尘埃空气内传播。抵抗力稍弱的健康人如与患者直接接触即能受染，或间接与患者之衣物用品等接触，亦易致染。即使同一境内并无其他媒介接触物，亦可由空气尘埃传播病毒，故虽注意与患者隔离，亦难免受染。幸此病原微生物之毒性丧失甚速，而人身一度染患，即可得终生免疫。不然人类之遭其荼毒者，真不堪设想矣。

佩戴阿魏之所以能奏预防麻痧传染之效，全在阿魏成分中含有硫性挥发油（包括蒎烯及多种二硫化合物）。本品有强烈之蒜臭，味苦辣酷厉。阿魏之新鲜者，破碎而带青白色，触空气渐变微红，又变褐色。此药须以干燥器收干其水分后研成粉末。因其臭气易挥发，宜贮藏于密闭的瓶中，勿令泄气。

药理研究证实阿魏有杀细菌及虫毒的作用。以之佩戴身上，任其挥散苛厉之臭气，盖臭或香气之播散，原系本质的微细质点挥扬散布于空间，麻疹之病毒如混于空气尘埃中，遇此酷厉之药物于空间，势必被其杀灭。且麻疹病毒侵入人身，必由呼吸道而入，佩戴的阿魏播散之臭气与人身四周之空气混合，故人自身所呼吸之空气悉为阿魏之气所包围，此实合空气消毒之法则也。

3. 鸡蛋各部的功用

问： 鸡蛋究竟有哪几种功用？哪几种用场？（上海林炯）

答： 鸡蛋确是一种极有价值的东西。它不仅是富有营养价值的佳良食品，而且于医药上亦有极大的功效。其他在工业上也有一定的利用价值。兹将它的成分和应用归纳如下。

　　鸡蛋的形状与体积依母鸡之种类而各有不同。凡是蛋类，都由以下三种重要部分所组成：①蛋壳；②蛋黄；③蛋白。鸡蛋中这三部分的比例大约为：蛋壳占 14%，蛋黄占 30%，蛋白占 56%。

　　蛋壳所含成分中，碳酸钙 98% ～ 97%，有机物 3.6% 及微量的碳酸镁、碱土类之磷酸盐等。蛋壳膜是由阿胶质而成的。

　　蛋黄含水分 47.2% ～ 53.8%，矿物质 0.3% ～ 1.65%，含氮物 15.6% ～ 17.5%，脂肪 28.7% ～ 36.2%。

　　蛋白系纯粹的蛋白质，含水分 84.7% ～ 86.4%，含氮物 12% ～ 13.5%，矿物质 0.3%0.8% 及微量之脂肪、葡萄糖等。

　　动物性蛋白质对人身体内组织的构造和细胞的营养为一种重大的要素，如人体新陈代谢产物的排泄，非此无由补偿。

　　卵磷脂为人体组织内化学成分中的一种主要元素，尤于脑及神经内所含最为丰富。人之精神得以奋发，思想得以灵敏，肢体运用得以愉快，均赖于此。

　　鸡蛋易于消化，所含各种营养成分合乎生理的条件，且尚有非化学所能分析的维生素，故为世界学者所公认的贵重营养补益品，不独可充寻常的食物。而近世新发明如"蛋黄素"之用于戒除鸦片、吗啡、海洛因等习惯性中毒，确为最合理而特效的良药。

　　鸡蛋壳，我国民间相传用以治胃病吞酸（见拙著《合理的民间单方》第四十五页）。最近，日本冈本博士根据其应用含有机物的钙类之蛤蜊壳治气喘的经验与有机钙的一般作用的原理，而发明将鸡蛋壳磨细吞服，可以强壮衰弱病者之身体，因摄取此类有机钙，可以收敛炎症，并增加白细胞的噬菌现象，还有止血之作用。尤其对于呼吸系统疾病之肺结核患者以及慢性腹膜炎等病，吞服鸡蛋壳粉能使其中的药用成分直达患部，效用颇著。鸡蛋壳粉又能助长骨骼，故对于换齿期的小儿及软骨病的患者有良效。儿童与妊娠妇女常服此粉，能促进发育及滋养强壮云。

　　蛋黄油（系煮熟蛋黄置于火上炙之所滴下之油），系一种含硫油，对于皮肤病有极大效力。民间尝用于"绣球疯"（阴囊湿疹），为特效药。笔者亦几经试验，深知其确有价值。

　　此类蛋黄油若大批制造（将蛋黄入蒸笼内蒸去水分后投入布袋内压榨而流出），可供制革工业用，也可用以制石碱。鸡蛋白，又为化妆品中极佳良的润肤剂，用其生蛋白黏液质，每日涂敷于皮肤，能滋养上皮细胞，皮肤吸收甚合化妆卫生的条件，鲜泽容光，白嫩肌肤，而非任何高价润肤剂所能望其项背。

其他工业上的应用，如用于制人造象牙、赛珞璐等，均可用蛋白为原料。这确是一种值得推荐的极有效用的东西。

（载于《科学的中国》1936 年第 7 卷第 4 期，第 154 页）

4. 我国合乎科学的卫生风俗举例

问：值得提倡的合乎科学的卫生风俗，可得闻否？（南通何长林）

答：姑举二事言之如下，其余甚多恕不毕举。

（一）端午烧苍术、白芷和喝雄黄酒

五月里的季候叫作霉天（指梅雨时节）。到这个时候，天气渐渐潮湿，各种细菌最容易繁殖，尤其是霉菌，乘潮湿之空气到处蔓延。家庭之内，如墙侧壁角潮湿之地，盈坑满谷，稍不留神，即衣服器物每易为霉烂。我人的皮肤病亦必于此时萌动，这都是霉菌在作怪。倘常常把苍术、白芷这一类芳香性药物焚烧于潮湿之处，即可以辟湿气，杀霉菌，这是最有意义的熏烟消毒法。另外有一种雄黄，化学名叫作"三硫化砷"（diarsenic trisulfide），有杀菌、杀虫、解毒等作用。雄黄酒内服小量，可预防经口传染的传染病，外用可解虫螫毒，并治皮肤病。

（二）六月里吃斋素

夏令的肠胃病，例如霍乱、伤寒、痢疾、急慢性肠胃炎等，几乎都是从饮食不清洁而来。夏令气候炎热，食物容易腐败，尤其是荤腥肥甘，如鱼肉鸡鸭等。饱餐大嚼，即使不是腐败的食物，亦必有碍消化，引起胃肠疾病。

因为夏季滋生的病菌往往会趁机侵袭人体，所以夏令个人卫生的第一条件在于保持胃肠清洁。

谚云"病从口入"，这句话颇有道理。夏令吃素就是保持胃肠健康的绝对良法。

（载于《科学的中国》1936 年第 7 卷第 6 期，第 40 页）

5. 鸡蛋壳能否治软骨病

问：兹有邻人生一子已六岁，脚不能立，且不能行，手指虽能动，然不能拿物。头常摇摆，背亦不能伸直，坐须上下缚住。目常上视不动，须指离眼一寸上下方能转动，饮食则如常。无人在旁，则拾自己排泄之粪。其家甚穷，无力请医。此症是否属软骨病？如是，可否照七卷四期贵刊末页叶橘泉先生说用鸡蛋壳磨细吞服？请示须服几久，每日服若干及服法如何？（兴国王阶平）

答：所问之病，似近于先天性骨骼发育障碍。其家既穷，或与营养方面有关，而且目常上视不能动，但不知此儿睿智发育如何？

鸡蛋壳为一种骨骼强壮药，尽可试服。服法是：用鸡蛋壳温开水洗涤洁净，撕去内膜，放太阳下晒干，磨成极细粉（越细越好），每日吃四五枚之谱，将细粉拌入粥饭等寻常食物中，可以连续服用一两个月，多吃并无何种流弊。此外须多吃新鲜菜蔬，并令其多受太阳光线照射，于病当有益。至问是否属软骨病？但凭一纸，寥寥数句，所述未免欠详，而且此类病患原因甚多，有系因内分泌异常而起的，有因梅毒而来的，也有遗传所致的，还有因营养不良或其他如脑及脊髓神经系统疾患而发生的。如颅顶枕骨触得菲薄如厚纸，脊柱呈弯曲，即所谓"佝偻病"。

鼻根凹陷而四肢骨尤其是下肢骨特别短小的是"胎生软骨萎缩症"，或头颅小而圆，睑裂狭窄斜向内下方，耳郭左右不同而呈变形，口小而颜貌呈滑稽迟钝之状的，以及关节弛缓，其伸展过度，能使四肢做异常之运动及位置的，叫作"蒙古病"（Down Syndrome，先天性染色体异常所致）等，不胜枚举。故正规医治，非经医生直接诊查不可，而通函论病，只能举其大略，介绍疗法，也仅能于普通而无流弊之范围以内为限。

（载于《科学的中国》1936 年第 7 卷第 10 期，第 42 页）

十一、家庭医药小常识

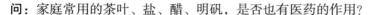

问：家庭常用的茶叶、盐、醋、明矾，是否也有医药的作用？

答："茶叶"有兴奋提神之效。多饮茶能造成失眠，且有习惯性，能成瘾。若食荤腻厚味之后，少量饮茶，则颇能清胃爽神。本品内含咖啡因及单宁酸，能解酒及鸦片等麻醉之毒。用清洁而佳良之茶叶泡出的浓汁洗涤眼疾，有消炎之功。将茶叶嚼烂可敷于脚趾缝治湿烂。

"盐"有清血解毒之功，能健胃而助消化。过服必起呕吐。若食物中毒或食多不消化，心腹坚满作痛，用炒焦食盐一杯，水三杯，煮令盐消，分三服，当吐出食物便愈。本品内含氯化钠（NaCl），无色立方结晶或白色结晶。溶于水、甘油，微溶于乙醇、液氨，不溶于浓盐酸。在空气中微有潮解性。

用盐汤洗浴能治痛风。用盐炒热放布袋内，趁热熨帖脐腹，能治肚痛。用精良食盐代牙粉擦牙能治口臭，并能预防齿痛。空腹饮淡盐汤，能促排便。蜈蚣、蜘蛛、蜂、蝎、蛭伤，匆急间亟以食盐嚼敷伤处极效。小便不通、少腹胀满欲死，用盐二杯、葱白四根同捣烂，炒令热布二包，交互熨脐下，小便立出。大便不通，用盐汤灌肠最佳。入浴池或晕倒，灌服盐汤即苏醒。禁忌：哮喘及水肿、吐血、下血等病患忌用。

"醋"有收敛、解热、利尿等作用。能治自汗、盗汗。外用能治跌打损伤，挫筋闪腰等。咽喉病类，如乳蛾、喉痹、喉风等，用酽醋一杯，荆芥泡水一杯，和匀，令病者仰首漱喉颇效。产妇或崩漏（子宫出血）泄血等，因流血过多，脑部骤感贫血而昏晕不省时，用酽醋置小口瓶中，再放入炽红铁器，令醋沸滚，蒸汽熏患者口鼻，立即苏醒。

"明矾"有催吐及收敛之作用。可作救治吞鸦片之吐药水，即用明矾三五钱研细末，开水一大杯泡白糖令味酣，调入矾末，令服，服后预饮温水，以助呕吐。外用作收敛剂。治淋疾白带，用百分之二矾水灌注洗涤有效。喉头痰多时，可用 1.5% 明矾泡水仰首含漱佳。足跖多汗，可用浓矾汤作洗料，1% 或 0.5% 明矾水洗脓火眼，2% 明矾水漱喉治热痛烂。

本品一名白矾，作药品或为工业之用。古时所用者，为铍养白矾。现医药上之功用，能敛汗止泻，收敛血管，使不流血，可减便血之患，能解铅毒之害。肺、胃、大肠、小肠、肾脏等内部出血诸证，每服此药一至二分，日服四五次自能疗治。

白矾牛奶方：白矾末二钱、牛奶十二两、白糖八钱，和匀煎沸，滤净，每服一茶杯，治吐血、咯血、便血、尿血皆效。另：白矾末一钱、鸡蛋白二个，调匀涂冻疮，或敷眼睑周围，能治火眼暴肿。

（载于《民众医药会刊》1934 年第 1 卷，第 314 页）

下篇
经方治疗实例

《苏州国医医院院刊》民国二十八年（1939 年）十一月

创刊号（治疗实例）第 1 ～ 24 页

中国医药积有数千年的历史、亿万人的经验，于证候的认识、方药的治效确有不可磨灭的价值。尤其是仲景之经方，因其组合有法，应用范围之有规律，故用之得当，则有立竿见影之效。惜近来医风日下，黠者以认证之不确，避重就轻，乃创时方，专以轻剂敷衍，处方不着痛痒，不负责任，轻病则延长愈期，重症则贻误病机。顾亭林先生有言曰："古之庸医杀人，然亦能活人；今之庸医不杀人，亦不能活人，使病人在不死不活之间，而终至于死。"

近年来，改进中国医药之呼声甚嚣尘上，无如浅陋医者及社会人士之躐时方医籍者，每相率而畏膏黄为鸩毒，视姜附如蛇蝎，纵有医者具胆识，处经方，亦厄于环境，致确实有效之圣方湮没不彰，良慨可也。

吾侪从事于此，志在研究医药，平时以改进医学自誓者，乌可不急起直追，为效学术上之驰驱，乃不顾一切，不自量力，勉为承乏其间。然深恐学验之不足，有负当局之期望，乃兢兢业业，谨慎将事，幸无殒越。自本院开办以来瞬经半载，由笔者诊治之住院患者共计一百三十二人，主用经方治疗，痊愈者一〇七人，愈而未痊治者十九人，敬谢不敏者五人，不治而死亡者一人。兹将患者之人数、病类、方药效果等，列表统计，并将患者的症状、诊断、治法、经过等，选取若干例，简要报告于社会人士之前，以作公开之研究，还希海内贤达进而指教之为幸。

中华民国二十八年（1939 年）十月

叶橘泉谨识

张金龙，男，二十岁，住苏州市幽兰巷三十一号。民国二十八年（1939 年）四月二十一日进院，四月二十六日出院。

症状：牙关紧闭，目直上视，不省人事。两手拘急，双拳紧握，气急喘咳，痰塞喉间，面色青惨，询之不能应答。握其手诊脉，则掣夺而去向壁卧，撬启齿视其舌，苔白厚而垢浊，满口腔痰涎黏腻，心下按之则疼痛（患者作蹙眉状），脉象沉紧滑数。询其家属，则谓其人在某缝纫机店服务，因病重来告，往视见状危险，即抬送来院。何日起病，因何故得病等情形均不明。医家四诊"望、闻、问、切"，问诊一道，已无从得其要领。橘乃默察其状，审度其情，以脉证相参，断为痰厥（证候诊断）。

诊断：痰厥、痰中昏迷（胃部及气管有痰食阻塞，影响及脑）。

治法：清热逐痰兼以解少阳荡胃热。

用柴胡加芒硝汤下礞石滚痰丸，嘱护士长陆兰小心谨慎，频频撬灌。

经过：投药后居然得腹中鸣响，矢气频泄，继下极恶臭之大便。神志渐清，而始觉头疼，胸痛，痞闷难过异常，乃再以控涎丹、白散等，得攻下痰涎甚多，诸证若失，计治五六日而愈。

徐德林，男，五十七岁，住苏州市石皮弄四号。民国二十八年（1939 年）四月三十日进院，五月八日出院。

症状：寒热口渴，不解大便已十二日；咳嗽胸闷，左肋间刺痛，欲咳不得着力，痰多，咯出不松，不食不寐，睡卧不稳，只能侧左而不能向右睡，动则气逆，下午热更甚，华氏 103.8 度（摄氏 39.9 度），时有谵糊妄语，舌苔黄腻，脉滑数。

诊断：结胸证（西医名胸膜炎）。

治法：仲景大陷胸汤。

经过：一服而痛蠲痰松，嗣以柴胡合葶苈大枣汤等出入调治一星期而愈。

杨发奎，男，三十二岁，住苏州市紫兰巷十九号。民国二十八年（1939 年）四月十七日进院，四月二十三日出院。

症状：据述，在操场接受军训时立久不动，导致两脚麻木，猝倒，随即发热，胸闷腹痛，气急咳嗽，谵语不眠，而两指厥冷，两下肢不能伸直，舌苔黄腻，脉沉实。

诊断：寒积实证。

治法：温里散寒，通络止痛。

处方：大黄附子汤。

经过：药后两脚得伸，两手复温，心下仍痞闷，咳嗽较剧。再进调胃承气合厚朴杏子汤，后出入为方，调治四五日而愈。

郭儒林，男，四十八岁，山东人，住苏州市胥门大马路，绥靖二区工兵队勤务兵。民国二十八年（1939年）五月七日进院，五月十二日出院。

症状：大热大烦渴，胸闷欲绝，气息粗暴，喷气臭秽，大便泻水液而不爽，干呕欲吐不得出，懊侬烦躁，反复颠倒，片刻不能安定。加之睾丸肿胀，痛引少腹，手足厥冷，胸中膜胀，按之石硬而剧痛。据述，因一顿食三大碗面、两大碗冷水而起。舌红苔黄且厚，脉沉滑。

诊断：中食，实热积滞（急性胃肠炎，食物中毒）。

治法：泄热行气，健胃利肠。

处方：大承气汤。

经过：灌入药液后即倾吐无遗，竟至汤药不能受，几濒束手。细审其情，疾病毒素尚在膈上，因其干呕吐不爽，胸中窒塞，乃改以烧盐汤探吐。得吐出黏痰碗许，而懊侬烦躁之势稍定，继进玉枢丹二粒，居然得能忍受，但发热仍不退，更以紫雪丹及调胃承气汤清涤里滞，两服而热退神安，计治五日而痊愈。

张郁义，男，二十二岁，住苏州市东美巷九号。民国二十八年（1939年）四月二十八日进院，五月十三日出院。

症状：咳嗽失血，梦中遗精，左胁部发胀，左侧睡觉时则更甚。下午热升，颜面发红，心悸亢进，病型像虚损。据述，经西医检验，谓并无结核。舌苔薄黄，脉细。

诊断：心胆不宁，感证咳血。

治法：照仲景法，不问其病原之为何，有是证即用是法，乃径与柴胡加龙骨牡蛎汤，以和解清热，镇惊止血。

经过：连服七八剂即愈。病者亟欲出院，乃嘱渠（渠，人称代词，他之意）善自养息，以免复发之累。

潘顺金，女，十岁，住苏州市土圣巷十九号。民国二十八年（1939年）五月十二日进院，五月二十一日出院。

症状：痧疹稠密，色赤如锦，唇肿龈痛，神糊大渴索饮，小便频数，目赤畏光。

舌鲜红如杨梅，脉细数。

诊断：痧疹温毒鸱张，劫营伤阴。

治法：清热润燥，生津止渴。

处方：大剂人参白虎汤。

经过：两服后热减肿消，渴渐解，寐渐安。继进瓜蒌、葛根等剂，计住院九日，痊愈而出院。

王润民，男，四十三岁，住苏州市樵风泾二十号。民国二十八年（1939 年）五月二十四日进院。

症状：大量咯血，每于日晡（下午三四点）时发烧，头额及手心均觉灼热，同时即满口咯出鲜血。面红自觉热升，气逆不能平卧，小便色赤，大便不松，不咳而微渴，胸膺滞闷而掣痛，体温华氏 100 度（摄氏 37.8 度）。舌苔白，脉弦数。

诊断：阳明病，热伤血络吐衄。

治法：清热止血。

处方：柏叶汤，栀子柏皮汤，复元活血汤，大黄黄连泻心汤，桃仁承气汤等。

经过：初服柏叶汤合栀子柏皮汤后，血即止，热即退。翌日下午热复升，血又至，改投桃仁承气合三黄泻心汤，大便畅下热退血止，而夜寐颇安。第二天热与血均不复来，无如至第三日下午热复升，又咯血。本院唐院长主张以单方治之，专以鲜藕汁送服参三七粉，连服两日，虽咯血未全止而血色转黑，但极少矣。然有时复渐多，凡收敛镇静止血降血之药物，施用殆遍，虽能奏止血之效而不能杜其复出，乃又邀本院特约医师宋爱人处方如下：

脉情重取滑而不敛，舌苔根干垢，血证频发，阳明络脉空虚中州失于藏纳，则络瘀妄行故。每咯之时竟有大口而吐出者，下则统摄失司故。间有内痔便血也，既不咳呛，病不在肺。左胁疼痛，病又及肝，此胃血也。唯血之所以冒者，此火之使然，如历进止血兼以柔肝补肾者。此所以降其冲势，也于法频合，所以见效，亦如桴鼓唯刚燥非其宜尔。

（先打煎）鲜金斛一两、生米仁一两八钱、藕节炭五钱、（去节）鲜芦根一两、炙橘络一钱二分、牛膝炭四钱、冬瓜子六钱、粉丹皮三钱、旱莲草六钱、抱茯神六钱、天花粉八钱、紫丹参二钱四分。另用神犀丹一粒研末，用白开水先送服。

讵料服本方药后，血复大量而出，其色又鲜红，心悸不能成寐。乃劝其另请西医，注射止血较为直接。因本院尚未采用注射疗法，并无法以科学方法检查病之证结所在，以为原因之治疗。彼因转入本城最著名之苏州博习医院（西医综合医院）。事隔数月后遇患者，询之已痊愈。据称，先经博习医院注射并内服药液，又以冰罨胸项等处，但咯血仍不止。后由玄妙观（苏州市观前街一庙宇）一摇铃卖药者，以六十元代价包医，服其生草药粉，只两日竟告痊愈云。夫以顽固之咯血，中西医治均无效，而竟被一目不识丁之摇铃者为之治愈，此适逢其会欤，抑单方一味，气死名医乎？此中殆饶有研究之价值。余之所以叙述此案者，正以耻我人学力之不够，而适见民间流传及江湖秘守之特效单方，足资我人之留心探究也。愿同道勿沾沾以理论自傲为能，自应虚怀若谷，不耻下问，对于治疗技术、草药单方等，多方加以留意为要。

胡木钧，男，二十二岁，住苏州市高师巷廿七号。民国二十八年（1939 年）六月十一日进院，七月五日出院。

症状：患者来院时已病经十七日，高热稽留不退，胸脘痞闷而渴，喜沸热之汤饮，晶瘔叠发，小便短而赤，大便不畅，是时热高，华氏 103.8 度（摄氏 39.9 度）。舌前半光红，而根有黄苔，脉数而弹力不鼓。

诊断：伤寒（温热派称为伏暑）。

治法：清热生津，润燥止渴。

处方：人参白虎汤、五苓散，后以猪苓汤、小柴胡汤、竹叶石膏汤等。

经过：服人参白虎汤四剂，热降至华氏 101 度（摄氏 38.3 度），口渴较减。继以五苓散、猪苓汤等方，小溲较清。忽来寒热如疟者两次，投小柴胡汤，汗多而闷释，后以竹叶石膏汤善后而愈。

张美玉，女，四十岁，住苏州市临顿路四七七号。民国二十八年（1939 年）六月十三日进院，六月二十一日出院。

症状：发热恶寒，一日中发三四次。胸闷泛呕，头部疼痛，自觉口中味甜，渴不欲饮，红疹白瘔并显于胸项之际，遍身酸痛，不食不寐，小便少而尿道有灼热感。脉数极细，苔黄腻。

诊断：寒邪化热，胃气不和。

治法：散寒解热，和胃除痞。

处方：桂枝白虎汤，半夏泻心汤。

经过：共服药七剂，住院八日，痊愈而出院。

叶子卿，男，十九岁，住苏州市新桥湾廿五号。民国二十八年（1939年）六月十五日进院，六月十九日出院。

症状：三日疟愈而复发，颜面黄瘦，结膜呈黄色，足跗浮肿，右睾丸亦肿。舌苔薄黄，脉细弦。

诊断：疟疾复发，水湿内停（因疟疾而致贫血，水肿体衰）。

治法：消痞化积，利水渗湿。

处方：鳖甲煎丸、五苓散、大建中汤出入。

经过：住院五日，服药五剂而愈。

王海尘，男，二十一岁，住苏州市古市巷二号。民国二十八年（1939年）六月七日进院，六月三十日出院。

症状：心悸怔忡，贫血萎黄，睡中时时发狂谵怪叫，有时痰塞气闷，有时胸膺隐痛。自称幼时曾经跌伤脑部而影响思维，体温及大小便均正常。舌苔薄白，脉时显结代。

诊断：心悸怔忡，气虚血少（神经性心脏病，贫血，神经衰弱）。

治法：益气养血，滋阴复脉。

处方：先与炙甘草汤，继以柴桂龙牡汤，后以复方制为丸剂，令常服。

经过：住院廿三日，服煎药二十剂，渐健复。第心悸怔忡不易痊愈，因处丸方令常服而去。

陆小福，男，二十二岁，住苏州市平江路。民国二十八年（1939年）六月二日进院，六月十四日出院。

症状：头痛发热，午后形寒，面红如锦，目赤如鸠，皮肤发红痧以指捺之则色褪而有白色之指痕。声嘎，阵咳不爽，夜寐不安。舌苔白滑，尖红起刺，脉浮数。

诊断：风温初起，喉痧（风温时感，殆即猩红热一类欤）。

治法：疏散风热，解毒利咽。

处方：葛根汤合银翘散，加升麻、荆芥、薄荷、蝉衣。

经过：服药两剂，汗出热减，咳嗽亦爽，喉痛退而皮肤则绯红，舌如杨梅状。又于原方加丹皮、生地、紫草，连进四五剂而愈。

附原诊方一则"痧疹面红如锦，咳嗽喉痛，有猩红热嫌疑……"：升麻二钱、生葛根四钱、白芍三钱、元参四钱、象贝三钱、荆芥三钱、蝉衣八分、薄荷二钱、连翘三钱、生甘草一钱。

王金山，男，三十八岁，居住江苏省昆山县。民国二十八年（1939 年）六月三日入院，六月十日出院。

症状：咳嗽头痛，身体沉重，骨节酸痛，颇畏风寒，有时轰热，以体温计测之只华氏 99 度（摄氏 37.2 度），而自觉甚烦热，但不渴，既不食且不寐，大便干结，小便涩。舌苔微黄且厚腻，脉濡细沉。

诊断：伤寒少阴病，寒湿表证。（广义的伤寒，证候诊断）

治法：助阳解表。

处方：麻黄附子细辛汤。

经过：服药五剂，痊愈而出院。

苏广，男，四十岁，苏州市葑门警察队工作。民国二十八年（1939 年）六月二十五日进院，七月十日出院。

症状：腹部胀痛，心下痞痛，干呕欲吐不出，叫号欲闷绝，高热，华氏 104.8 度（摄氏 40.4 度），口渴，汤饮涓滴不能受，通宵不得寐，两脚麻木，少腹胀，自觉气冲，大小便均不通。脉沉数，舌苔黄腻且厚。

诊断：脚气冲逆，并发胃炎。

治法：消炎降逆，泻下攻毒及养素疗法。

处方：大黄黄连泻心汤、鸡鸣散、三豆汤等加味。

药物：生大黄、黄连、黄芩、半夏、紫苏叶、槟榔、宣木瓜、桔梗、吴茱萸、生姜、黑豆、绿豆、赤豆、米仁、赤苓等出入为方。

经过：服大黄黄连泻心汤后热稍减，但腹胀、胸闷、干呕仍然，大小便不畅，即用鸡鸣散加重槟榔用至二两，再加玄明粉、生大黄，得大便畅下，诸证较减。唯小便不利，继以薏苡仁、赤苓等利尿渗湿之剂，调治十余日而愈。

卢进福，男，三十五岁，上海市杨树浦人，大直公司运货汽车上服务。民国二十八年（1939 年）五月十二日进院，六月十九日出院。

事实：一日该汽车满装货物，卢踞车顶，适进城门，车行略偏，卢仰卧不及，被轧伤肋骨而晕厥，急车送来本院，由伤科医师丁竺君主治。据谓，左侧第五六两肋骨骨折，伤及胸膜，内服治伤药，并外敷包扎。翌日发热咳嗽，乃请余为之施方如下。

方案：汽车进城门，轧伤肋骨，已经伤科治疗。现发热痰多，因胸痛不得咳，呼吸迫促。舌红苔薄黄，脉弦。此因外伤而胸膜发炎，谨防高热、病情恶化，亟以桃仁承气合大柴胡汤以化瘀止痛，消炎解热。

清炙柴胡三钱、玄明粉三钱、生军三钱、桃仁四钱、黄芩三钱、竹沥三两、瓜蒌仁三钱、赤芍二钱、生甘草一钱。

经过：本方服两剂，便通热退，去硝黄加丝瓜络、归尾，又连服两剂而痊，同时由伤科敷药治伤，后痊愈而去。

陈荣坤，男，二十三岁，住苏州市旧学前街。民国二十八年（1939 年）七月四日进院，七月十九日出院。

症状：素来健康，病起已六日，喘咳伴有胸闷胁痛，咯痰不松，呼吸迫促，发热，华氏 102.8 度（摄氏 39.3 度），头面出汗，口渴欲饮，食欲不振，睡眠不安，大小便自调，舌苔白腻，脉弦滑数。

诊断：风温痰证（肺炎）。

治法：清热宣肺，平喘化痰。

处方：麻杏石甘汤，大柴胡汤出入。

药物：生石膏一两、麻黄一钱、杏仁四钱、生柴胡二钱、枳实二钱、黄芩二钱、白芍二钱、竹沥半夏二钱、瓜蒌三钱、丝瓜络四钱、生甘草一钱等出入为方。

经过：初服麻杏石甘汤，喘咳较平，热度稍退，但胁痛甚不得寐，舌转黄苔，大便不行，乃以大柴胡汤加味，两服便通痛蠲，逐渐痊愈。但此病两颧时红，有结核嫌疑，防有复发之虑。

颜金标，男，三十一岁，住苏州市司前街。民国二十八年（1939 年）七月四日进院，七月十三日出院。

症状：发热两候（古时一候为五天），心下痞闷，肢节酸楚，热于每日下午，高至华氏 102 度余（摄氏 39 度），能食而安寐，心脏搏动颇有规律，而大便欠调畅。舌苔白腻，脉弦数。

诊断：伏暑湿温（肠热病、正伤寒）。

治法：清热利水，开结除痞。

处方：五苓散，泻心汤及人参白虎汤等。

药物：生石膏、知母、太子参、西洋参、猪赤苓、泽泻、黄芩、黄连、青蒿、半夏、甘草等出入。

经过：预嘱此病之热颇缠绵，须至三四候（十五至二十日）后方可退，而患者心脏功能颇好，并无并发病，可保绝无危险性。住院一候（五日）余，热虽降低而未全退，唯患者殊焦急，且念家心切而求去，乃扶病出院。

罗元顺，男，二十八岁，苏州市天宁寺警察队工作。民国二十八年（1939 年）七月四日进院，七月十四日出院。

症状：疥癣之后继发疝气，少腹气胀，时时鸣响，大便不松，缠绵半年余，形瘦骨立，面色萎黄如蜡，舌淡苔白、脉沉细。

诊断：气疝，中阳虚弱（贫血虚寒，肠疝气）。

治法：温胃养肝，祛寒止痛。

处方：大建中汤，当归四逆汤，十四味建中汤出入。

药物：附子、太子参、蜀椒、干姜、当归、桂枝、白芍、木通、浮萍、延胡索、白术、金铃子、茯苓、生地、川芎、绵芪、苁蓉、甘草等出入为方。

经过：服药十剂，七月四日进院，七月十四日痊愈出院。

周裕坤，男，三十二岁，苏州国医医院门警。民国二十八年（1939 年）九月十六日进院，九月二十五日出院。

症状：水肿自两足部起，渐至腹部，颜面、心下、上肢等处均肿，行动则气逆喘促，畏寒无汗，大便秘结，小溲极少。此人素嗜酒。舌苔白腻，脉沉细。

　　诊断：水逆病（心脏性水肿）。

　　治法：利水渗湿，温阳化气。

　　处方：五苓散，麻黄连翘赤小豆汤，舟车丸等。

　　药物：牵牛子、大黄、泽泻、白术、猪苓、茯苓、官桂、麻黄、赤豆、连翘、芫花、制甘遂、炒大戟、木香、青陈皮等出入为方。

　　经过：先投五苓散合麻黄连翘赤小豆汤，小便量较多，足肿稍减，而腹胀便秘依然。后以舟车丸方加味，加服五六剂（共医治八九日）而痊愈。

　　王阿海，男，二十一岁，苏州市虎丘警察队。民国二十八年（1939年）七月一日进院，七月十一日出院。

　　症状：高热神糊，呼吸气息粗暴，渴欲冷饮，时呕，两胁下痛，胸腹胀满，按之硬。病经六七日，来院时已三四日夜通宵不得寐。舌苔黄糙而甚厚，脉弦数尚有力。

　　诊断：伤寒阳明证，而兼少阳证。

　　治法：和解阳明少阳，内泻热结。

　　处方：大柴胡汤及白虎汤加减为方。

　　药物：柴胡、枳实、黄芩、半夏、白芍、生石膏、知母、天花粉、槟榔、玄明粉、薄荷、赤苓等出入为方。

　　经过：住院十日，共服药八剂，痊愈出院。

　　张任珍，女，二十岁，住苏州市富仁坊巷七十一号。民国二十八年（1939年）七月十一日进院，八月一日出院。

　　症状：据述，月经期吃冰块而引起腹痛，且右腿患痛疡。经西医（诊疗班）开刀后，突然发高热，经一周，该院谢绝，乃被抬送来本院。诊得患者神志模糊，目睁睛呆，不言不语，询之不能应答。细察其病状，锁眉蹙额，似颇痛苦，欲咳不能咳，口中腻涎特多。脉滑数，舌质发暗，舌苔白腻。

　　诊断：瘀血痰热上冲，蒙蔽清窍（子宫及胃炎性歇斯底里）。

　　治法：化瘀通窍，清热化痰。

处方：桃仁承气合大陷胸汤，继以温胆二陈及归芍等。

药物：桃仁、甘遂、生军、桂枝、芍药、玄明粉、枳实、陈胆星、半夏、瓜蒌仁、贝母、橘皮、茯苓、归尾、丹皮、竹沥等出入为方。

经过：此病初诊，余以事阻未至院，由门生陆以梧医师投与桃仁承气合大陷胸汤，一剂即便泄热减，神清、咳嗽出痰，而能言语，唯神呆目视不灵敏，痰多。次日与陆君合诊，再进行沥达痰及清络宣窍等剂，热退清，唯不寐，嗣以温胆二陈等逐渐向愈，而右股之痛肿未敛，乃由本院外科医师卫勤贤治其痈。共住院二十日，内外诸症悉痊愈而出院。

顾鸣涛，男，四十五岁，住苏州市东善长巷十七号。民国二十八年（1939年）七月十二日进院，七月十七日出院。

症状：形寒发热，宛如疟疾，寐中汗出，手足心扪之焦灼，经过已有两月余。据述，屡投医治迄无效，形瘦骨立，胸闷不食，大便秘结，腹部不胀，口渴不喜饮，夜寐不安，咳嗽气逆。细查其经过，据称本年春间曾咯血数口。舌色正常，脉细而弦数。

诊断：肺痨并发湿温，有绝大危险。

治法：解湿温，抗肺痨。

处方：勉以三仁汤，清骨散等与服。

经过：服药二三剂不见效，因敬谢不敏，嘱出院或另请高明，再行设法。嗣闻于出院后数日果不起。

赵景春，男，二十一岁，镇江籍，在苏州市光福某布号服务，因病重由本城养育巷天昌绸布号经理王君介绍来院。民国二十八年（1939年）七月九日进院，七月十八日出院。

症状：高热神糊，目呆谵妄，时自起坐，通宵躁扰不寐已七日，心下痞闷，时感腹痛，头额出汗，小便短少而色赤，大便溏不畅，口渴喜饮沸汤。舌黄罩灰色，脉细数。

诊断：真性伤寒，热高侵脑（心脏极其衰弱，病情严重）。

治法：清热解毒，镇痉开窍。

处方：先投解热清脑强心剂，如紫雪丹、牛黄丸、犀角地黄汤、阿胶黄连汤等，继以大剂参附龙牡汤，强心救脱而出险。

药物：第一方以紫雪丹四分、鲜菖蒲三钱、龙齿三钱、黄芩二钱、郁金三钱、太子参三钱、万氏牛黄丸壹粒研冲。

第二方以牛黄丸二粒、辰茯神四钱、黄芩三钱、川连六分、玉泉散六钱、鲜菖蒲三钱等。

特约医师李畴人原方列下：

刻诊脉象细数不调，舌绛起刺，手指搐搦，四肢不温，头热异常，大便色红，邪热内陷厥少，大肠出血，险象并至，厥闭而脱，且夕可忧，是否仍希叶先生再酌。

香犀尖粉二分、鲜生地一两二钱、西赤芍三钱半、丹皮三钱半、上川连一钱、淡芩三钱半、银花炭三钱半、炒地榆五钱、龙齿二两、石决明二两、竺黄三钱半、茯神五钱。

又颜星斋先生与舒而安先生合拟阿胶黄连鸡子黄汤。

经过：初服紫雪丹热较退，是夜略得安神。第二日投万氏牛黄丸、菖蒲芩连等，热降而躁烦不得眠，目直视，遗尿，大便溏泄带红色，指头痉挛而厥冷，诸险毕露。因恐贻误其病机，嘱另请本院特约医师李君畴人及颜君星斋等，为处犀角地黄汤及阿胶黄连鸡子黄汤等。服后仍无转机之象，至黄昏时，则目直不能瞬，手冷过肘足冷过膝，仅剩奄奄一息。余等不忍坐视，乃与门生陆以梧医师商进大剂参附龙牡作背城之一战，或冀其万一。因嘱陆生书黄附块一两、别直参六钱、龙骨一两、左牡蛎二两浓煎，嘱护士长陆兰给患者徐徐灌服。翌晨七时许，余尚未至院，陆生来电谓病人手足微温，而目稍能转瞬。余闻之大兴奋，匆匆盥洗毕，即驱车往诊。果见松象，但仍遗尿不自知，头汗淋漓，乃于原方中加五味子三钱，炙草三钱，再进一剂。下午又去诊，神识渐清，以原方叠进一剂。于是守此方连服四剂，病者竟能食稀粥一碗余矣。其家属见病者向愈，谓迫于经济而要求出院（此人住三等病房，药费须自负，而药价甚贵，计前后药费已不资矣）。余谆嘱，此病方脱险，若功亏一篑，恐后悔莫及耳。卒以彼决意欲出院而去，斯时患者经人扶持，居然能缓步出门乘坐黄包车而去。时逾十余日，闻其病又回复，因滥服丹方成药而结果仍归于送命。功亏一篑，枉费吾侪一番心血，可惜可恨。盖彼要求出院时，余曾确切谆戒，谓我人已费九牛二虎之力，幸获脱险，若此际出院看护失宜，势必反复，并商之事务主任李质明电请院长，准许改入四等病房，免费给药，以冀竟其全功。无如患者家属谓四等病房铺位不舒服，决意回去。此诚所谓药石非无灵，死生真由命耳，不胜浩叹。

赵朱氏，女，四十九岁，住苏州市周五郎巷廿号。民国二十八年（1939 年）四月十八日诊。

症状：头痛恶寒，旋发高热，胸胁痞闷，干呕烦渴，转辗呻吟，谵语不寐。舌苔薄黄，脉弦。

诊断：伤寒少阳阳明并病。

治法：投表里双解法，柴胡加芒硝汤一服后得汗下，热退神安，继以栀子豉汤，共进三剂而愈。

毛左，四十一岁，住苏州市阊门外同乐坊五号。民国二十八年（1939 年）四月十九日诊。

症状：腹痛下利如注，全身冷汗淋漓，四肢厥冷，脉沉细，舌苔黑如乌绒且厚。前医误认苔黑为热病，过服寒冷之剂，如鲜石斛、鲜生地等，致有此变。殊不知此病之舌是黑滑，而非焦燥。

诊断：伤寒太阴寒证。

治法：回阳救逆。

处方：附子理中汤。

经过：一服而汗敛，再服而利止，加减调理，服药五剂而痊愈。

汪右，二十二岁，住苏州市金狮巷二十八号。民国二十八年（1939 年）四月二十一日诊。

症状：产后高热，大汗，大病方瘥，继发胸下剧痛，大呕吐，吐出黄绿之水，虚汗淋漓，目睛亦发黄，不食不眠十余日，神惫摇摇欲脱，大便不行，汤药不能进。舌苔厚腻，色黄脉，弦细。

诊断：胃脘痛（急性胃及十二指肠炎）。

治法：和胃降逆，利湿止痛。

处方：先给与自制安胃散，幸稍能忍受，略得大便一行。

经过：继进三黄泻心汤，合小柴胡汤，呕逐渐止，痛渐定，相继调理十余日而愈。

郑秀生，男，五十岁，住苏州市韩家巷鹤园（郝公馆门房）。民国二十八年（1939年）五月二十八日进院，六月二日出院。

主诉：两手指头及两足趾等时发酸麻，由来已有年余。近来头重体疲，不能进食，睡眠不安，厌倦不能工作，颇虑将患重病。

症状：大便三四日一行，颇为困难，腹部膨胀，嗳气不畅，小溲色黄而短少，胸闷头胀，且重，发轻微之热，华氏99.5度（摄氏37.5度）。时时恶风寒，睡眠不安而梦扰惊惕，绝不思食，勉强进食则痞痛腹胀。舌苔白腻，脉濡细。

诊断：风湿痹证，感寒夹食滞。

治法：祛风利湿，温寒消食。

处方：九味羌活汤，胜湿汤等。

药物：羌活、独活、防风、川芎、茅术、白芷、藁本、细辛、黄芩。

经过：此方服两剂，头胀胸闷发热恶风悉退，体温降至平温，睡眠亦安。唯余不饥不食，腹胀嗳气，大便不松，乃以原方去羌独芎防加枳槟桔麻仁丸等，又服两剂而愈。

橘泉按：本案进院时，余适事繁不及赴诊，系由门生陆以梧医师代诊，第二方加减时余略参意见而已。

闾平谋，男，三十六岁，住昆山，商人。民国二十八年（1939年）四月二十三日进院，四月二十六日出院。

症状：睾丸肿大而痛，鼠蹊部结硬核，大便秘结，小便疼痛不利，且有淋浊。憎寒发热，腰酸头晕，口苦不食，舌苔黄且厚，脉数。

诊断：淋浊，三焦湿热（淋浊性睾丸炎，不易根治）。

治法：泻火解毒，燥湿泄热。

处方：三黄泻心汤合栀子柏皮汤，以消其炎而杀其势。

经过：服药两剂后大小便畅通，寒热亦退，食欲改善，睾丸及横痃之肿均较退，并能自由起立行动矣。彼以经商繁忙关系，住院只三日，自动要求出院，并求余开一长方，返家再行调理。

朱震元，男，十三岁，住苏州市萧家巷十八号。民国二十八年（1939 年）四月十七日进院，四月二十三日出院。

症状：腹部疼痛，下利完谷不化，颜面及四肢浮肿，指甲下及眼睑部毫无血色，毛发焦枯，容色惨白，体温低落，不思饮食。舌质淡白，无苔，脉搏微弱若有若无。

诊断：肠痨，心脾阳虚（肠结核，心脏衰弱）。

治法：温补心脾，养血通脉。

处方：术附汤合当归四逆汤，出入为方。

经过服药数剂后，患儿以为稍觉舒适，但细察诸证并无转机现象。余认为无法可治，因敬谢不敏，嘱另请高明以免贻误病机，乃谢绝而去。

梁远芳，男，三十三岁，住苏州市斜塘。民国二十八年（1939 年）七月二十日进院，八月十四日出院。

主诉：病经两月余，胸腹胀满，近二十日来得食则脘腹气胀欲裂，甚则呕出食物而后已。所吐之食物多为不消化物，大便秘结，曾经灌肠导出之粪如羊矢，成硬粒而色黑，无寒热。他无所苦，唯自愤其胀，时以拳自击其脘。

症状：胃脘部气胀欲裂，叩诊则鼓音空空然，如囊充气。虽知饥不能食，食则胀更剧，时有呕吐，大便秘结，夜眠亦安，并无他状。诊得平脉，舌苔薄白，质淡红。

诊断：肝寒犯胃，少阴吐利 [关格（胃扩张），不易治愈]。

治法：温肝暖胃，降逆止吐。

处方：吴茱萸汤，四逆汤。

药物：太子参、吴茱萸、生姜、大枣、细辛、高良姜、半夏、碱附子、干姜、公丁香、当归、茅术、苁蓉、郁李仁、柏子仁、桃仁等，出入为方。

经过：初服吴茱萸汤，加苁蓉、柏子、郁李仁、桃仁、半夏、丁香等。服药五六剂后，大便得通，呕吐得止，食物能受，但胃脘部仍感胀满。继服四逆汤加当归、茅术、高良姜、细辛等七八剂，饮食渐增，大便又秘结，复加仁类润下药三四剂，大便通调。如是对证出入药味，经五六日，虽大便通顺而照常能食，但其胀依然时作，且气胀不限于食后，即夜间睡醒时亦自觉膨胀，不嗳不噫。余认为是神经性胃脘胀满（神经性胃炎），须静养，但患者性情殊焦急而时愤怒，药物恐无济于事耳，因谢绝而去。

夏石安，男，三十五岁，苏州市葑门外天宁寺警察队。民国二十八年（1939年）七月十八日进院，八月十日出院。

症状：发热不恶寒，华氏104.5度（摄氏40.3度），口渴自汗，欲饮冷水，心烦欲呕，不得安寐，颜面萎黄，小溲黄赤而痛，大便正常，舌有白苔，但不甚厚，脉数而不实。

诊断：伤寒阳明经热盛（听心脏有衰弱倾向）。

治法：清热生津，宁心除烦。

处方：白虎汤及栀豉汤加减，佐入强心剂，第一方如下：

生石膏一两、知母三钱、生甘草五分、粳米一两、栀子四钱、豆豉四钱、姜半夏三钱、黄芩三钱、太子参三钱。

经过：以此方为主，随证而加减药味，自七月十八日进院，至八月十日痊愈出院。

吴荣根，男，二十六岁，住苏州市骆驼桥浜五号。民国二十八年（1939年）七月十六日入院，八月二十日出院。

症状：据述，发热经过已有四十余天，时检得华氏101.5度（摄氏38.6度），当时晕厥仆地，乃嘱免费住院。余诊时汗出，面色惨白，呈极度贫血状，体温为华氏99.5度（摄氏37.5度），指甲下呈紫色，小便短涩，舌苔厚而糙，脉虚细。

诊断：伤寒少阴证兼脑贫血。

治法：补气养血，平肝助阳。

药物：芪附汤加味、炙绵芪四钱、黄附块三钱、制首乌五钱、陈萸肉三钱、五味子五分、桂枝四钱、牡蛎一两、白芍三钱、浮小麦一两、潞党参五钱。

经过：一剂后汗敛热退，后守原法略事出入。共住院三十四日，痊愈而出院。

顾玉君，女，二十六岁，住苏州市大井巷十三号。民国二十八年（1939 年）七月二十三日入院，八月十七日出院。

主诉：据称向来月经困难，经行时腰腹酸痛。近几年来因精神郁闷而发胃病，发作时先觉胸闷，旋即气自少腹上攻，冲逆闷闭则语言不出，失神而晕厥，约数分钟或半小时而退。初尚偶然而发，近竟连连发作，因此不得已而乞灵于阿芙蓉，习久成瘾。先时病发则借烟可以克制，现在愈发愈甚，鸦片亦且无灵。自思终非善策，乃投院求治，并决心戒烟。

症状：颜面略现贫血，两手指时厥冷，心悸怔忡，夜间失眠，时动惕惊悸，腹部肌肉时眴动。月事两月不行，带下甚多，腰酸足跗浮肿，体温偏低，胸胁烦闷，消化不良，大便欠松。细察其性情似多疑而善虑，舌苔正常，脉细涩。

诊断：下焦蓄血，肝气厥逆。

治法：活血化瘀，疏肝理气。

药物：桂枝茯苓丸、桃仁承气汤、柴胡加龙骨牡蛎汤，同时另给与国药制剂戒烟丸与补正丸，用递减递补法，戒除其吸鸦片之惯性。

第一方（治标）——桃仁、桂枝、风化硝、炙草、制军、茯神、赤白芍、丹皮（该方用于降冲逆、通大便、通经）。

第二方（治本）——龙骨、牡蛎、桂枝、白芍、潞党参、清炙柴胡、铅丹、半夏、甘草、小麦、茯神（该方用于镇静、营养）。

经过：逐日给与戒烟丸药之外，始终以上列二方递更应用。便秘时投以治标之方，便行则以治本之方，直至住院之第十六日，月经正常来潮。以后专以第二方再加重调气血之剂，计住院二十五日，痊愈出院。

李悭，男，二十八岁，住苏州市郭巷，民国二十八年（1939 年）。七月二十六日入院，八月一日出院。

主诉：据称，半月前突冒强烈之大风雨，致恶寒发热，头疼如裂，曾经发汗，现在已不恶寒，热亦退。唯胸闷头晕，不食不寐而疲惫，甚至卧床不起。

症状：皮肤焦热，口干不思饮，绝对不思食，头额微微汗出，体温检得华氏98.4 度（摄氏 36.9 度），四肢清冷，腹中有水气声鸣响。大便虽通而不调畅，小便色微黄而极少。夜寐不安，假寐时则惊惕汗流，胸闷泛泛欲呕，但吐不出。脉微细而数，舌质红而无苔。

诊断：伤寒少阴证而夹饮邪者。

治法：健脾渗湿，温化痰饮。

处方：苓桂术甘汤、真武汤、桂甘龙牡汤。

药物：碱附子五钱（洗淡先煎）、茯苓四钱、川桂枝二钱、白术三钱、炙甘草五分、白芍三钱、龙骨四钱、牡蛎一两、泽泻三钱、石决明一两。

经过：此方连服四剂，诸证消释，住院五日，痊愈出院。

杨仲生，男，三十四岁，住苏州市新桥巷三十四号。民国二十八年（1939年）七月三十日入院，八月五日出院。

症状：表热甚炽，下午热升，头痛目红，烦渴不寐，四肢有汗而身躯则无，小便少，大便如常，他无所苦。平素嗜酒，苔白，脉弦数。

诊断：伤寒阳明经证，酒客血热而上部充血。

治法：清热降火，生津止渴。

处方：柴桂合白虎法加味。

药物：清炙柴胡二钱、桂枝一钱、生石膏六钱、知母三钱、生葛根三钱、生甘草八分、枳椇子三钱、黄芩二钱。

经过：服药三剂即愈，共住院五日而去。

陈长赓，男，四十五岁，住苏州市施相公弄十号。民国二十八年（1939年）七月二十四日诊。

主诉：素来喜饮酒，向有胃气痛，已经数年，屡发屡愈。现在痛势甚剧，闷痛欲死，无论凡拉蒙或鸦片等止痛法均无效果。腰背胀痛，须使人强力捶背，苦痛难言，如是者已两日。

症状：胃脘部剧痛，痛甚则手肢厥冷。胁肋及背部胀痛，呕吐黄水，胸闷异常。反复颠倒，卧难着席，呻吟叫号，烦躁，无片刻之安宁。目睛发黄，颜额亦微现黄色。大便不通，小便极少而赤热。脉弦细而数，舌苔厚腻呈褐黄色。

诊断：湿热黄疸（梗阻性黄疸，胆道及十二指肠之间必有梗阻之物及急性炎症）。

治法：清热利湿，疏胆通便。

处方：茵陈大黄汤、龙胆泻肝汤、更衣丸、消石矾石汤等。

药物：绵茵陈、生大黄、生栀子、龙胆草、黄芩、生柴胡、车前草、木通、风化硝、火硝、更衣丸、胆矾（催吐用迫出胆石）。

本病经过，始终悉以上列各药出入为方。

经过：第一方用茵陈、栀子、生军、黄柏、黄连、柴胡、黄芩等。药后不显效，继进龙胆泻肝汤佐更衣丸吞服，得大便通下，痛闷较减，热亦较退，而胁背仍胀痛，大便色淡白。黄疸益显明，面黄目绿，小便色深褐而不利，知其胆道必阻梗不通，后守原方加消石矾石，催吐以泻下。因嘱排便于痰盂中，时验其色，并检查粪便有无结石。连服三剂，因大便稀薄如水，一日便泄甫出时，痰盂内有滴哩搭拉之声，异而视之，则赫然有结石如豆大者七八粒。视之，色白带淡黄，剖视则内深绿色，层叠积累而成，乃收为标本。

本案自结石泻出后，胁背之胀痛遂退，又以茵陈栀子汤加味，大小便自调，而黄疸色渐退，调治半月而愈。

橘泉按：此病照西法须施剖腹手术，今用中药苦味激胆之剂，其大如豆之胆石居然能由胆管脱出而泻下，亦云幸矣。国药之功效，诚勿可轻视之也。

陶世昌，男，四十一岁，苏州市江苏省政府茶房。民国二十八年（1939 年）七月十八日进院，三十一日死亡。

症状：病经两月，形容消瘦，咳嗽气急，咯痰黏腻不松，咳甚则引胸胁痛，动辄气逆如喘，且有寒热如疟状，手心热，大便则欲行不畅，小便赤而少，胃呆不思食，食后胃脘觉痛。据述前曾咯血，但极少而咳甚微。脉细弦硬，舌根有白苔，前半侧光滑无苔。

诊断：虚劳骨蒸并发伤寒（肺痨，并发伤寒，有绝大危险）。

治法：清虚热，退骨蒸，治伤寒。

处方：姑与清骨散合代赭旋覆等复方方药如下：

药物：银柴胡二钱、秦艽二钱、炙鳖甲四钱、地骨皮三钱、青蒿三钱、旋覆花一钱五分、北沙参三钱、知母一钱五分、生甘草一钱、淮山药四钱、磁石八钱。

经过：此方服后热稍减，但仍气逆喘促，出头汗。又以龙牡五味等敛摄其汗，汗止而又下利。复以参术扶中，并为之静脉注射葡萄糖，但仍无效，终至衰竭而亡。

卢炳生，男，三十一岁，住苏州市齐门下塘。民国二十八年（1939年）七月二十日入院，三十一日出院。

症状：病已两候（十日）余，来院时腹痛，大便溏泄而不畅，胃脘部膨胀，胸闷时时有欲呕之状。虽发热而时觉畏寒，两手指时冷，口渴而不欲饮。舌苔黄腻，脉细弱无力。

诊断：热痞兼阳虚证（胃肠炎之消化不良，伴有贫血虚寒者）。

治法：扶阳固表，清热消痞。

处方：附子泻心汤加减。

药物：炮附子五分、姜川连五分、姜半夏三钱、黄芩一钱五分、枳实一钱五分、川桂枝三钱、白芍二钱。

经过：此方服两剂而愈其半，嗣加减原方。住院十日，完全康复如常。

龚元昌，男，四十三岁，苏州市江苏省会警察队工作。民国二十八年（1939年）八月一日入院，八月十九日出院。

主诉：据称，久疟之后，遍身发生疥癣，近来因戒除烟癖，又发咳嗽，其咳颇剧，甚至不能安睡，须多饮几杯酒方始较安。疥痒咳扰经已三月矣。平时嗜酒，且有痔患，发则流血甚多。

症状：形躯消瘦，面容憔悴，心悸胸闷，剧咳阵阵而作，头晕且胀痛，夜寐不安。幸而能食，大小便如常，脉细数不整，舌苔白腻。

诊断：咳嗽，疥癣（神经性痉咳，为强制戒烟之后贻病，贫血衰弱）。

治法：清肺平喘，镇肝息风。

处方：麻杏石甘汤合钩藤散，同时给与补正及戒烟等丸药，另以外擦药治其疥。

经过：初服两剂，突显著效，咳减大半而获安寐。至七八日后疥疮亦全退，精神较好。戒烟丸略减量，则咳又阵作，略增其丸则咳减，如是递相为因果，其咳诚无法可使其全治。鸦片之害及禁绝现象之顽固于此可见其一斑。此人共住院二十余日，尚未痊愈，患者自问不能长期医治，要求出院而去。

陆菊生，男，二十八岁，苏州市蠡墅警察队工作。民国二十八年（1939年）八月七日入院，八月二十八日出院。

主诉：去年六月间先患伤寒，继发疟疾，久而不愈。至今年春季起腹部膨胀，左腹上有痞块，现在又发热，竟成鼓胀，所以来院求治。

症状：腹胀如鼓，左胁下有块大如瓦状，按之石硬，微形寒，发热弛张而不规则，小便色深黄而热痛，大便溏而不爽。头晕，面黄如蜡，唇淡红，口渴，时有呕吐。舌苔黄腻，脉细弦数。

诊断：久疟脾脏肿大，并发伤寒少阳证。

治法：消痞化积，和解少阳。

处方：小柴胡汤、清脾饮、枳实泻心汤、鳖甲饮子等，另用阿魏膏外贴。

经过：先投柴胡泻心清脾饮等复方，约经两星期热始退净，但腹胀仍未减，更投鳖甲饮子加味，外贴阿魏膏，又经一星期而愈。

韩锦耀，男，三十二岁，苏州市宫巷中元大酒店工作。民国二十八年（1939年）八月十一日来院，当时谢绝而去。

症状：发热，华氏101.8度（摄氏38.8度），头额汗出，自称胸闷头晕，倏寒倏热，背胁痛，但神识蒙糊，默默沉睡，不询亦不诉痛苦。细察其状，呼吸微微迫促而略有咳嗽，唇干舌燥而不索饮，听取心音则极微弱，脉细而急至数模糊。据述咳嗽咯血，曾经某医院（西医院）打针服药，无如病日以重，故转送来此。

诊断：肺痨并发伤寒少阳证，衰弱之体不能胜任，因即向患者家属谢绝，令速回家预备后事。以彼等之恳求，拟柴胡加龙牡汤方，佐入参附，姑冀万一之望，但恐已不在人世矣。

孟宪章，男，三十三岁，住苏州市大郎桥巷三十号。民国二十八年（1939年）八月二十八日入院，九月一日出院。

症状：先发寒热下利，用葛根黄芩黄连汤两剂而愈。旋发两腿酸软，麻痹不能步履，腹胀不解大便，少腹腹皮绷急，按之木硬，两手指麻木，口渴干呕，不欲饮，小溲黄赤，心悸怔忡，头晕摇摇虑欲猝倒之状。舌白腻尖红，脉浮数。

诊断：邪袭经络，壅遏气血（脚气）。

治法：除湿祛邪，舒筋通络。

处方：鸡鸣散加味。

药物：紫苏叶八钱、尖槟榔五钱、宣木瓜三钱、吴茱萸一钱、橘皮三钱、桔梗三钱、生姜三钱、牛膝四钱、防己三钱、薏苡仁一两、赤豆二两。

经过：此方服两剂，麻木之感觉悉退，仍萎软无力，原方去苏叶、槟榔、吴萸、桔梗、木瓜，加入谷麦芽、茯苓、泽泻、绿豆衣、扁豆衣等，又连服两剂而愈。

王长恩，男，三十八岁，住苏州市铁瓶巷十八号。民国二十八年（1939 年）八月十一日入院，八月十三日出院。

症状：患者体甚弱而有烟瘾，腹痛下利赤白，日夜四五十次。后重不爽而痛如绞肠，汗出发热，干呕口渴，不食不寐，脉虚细而数，舌黄腻尖红绛。

诊断：湿热痢。

治法：清热治利，健脾止痛。

处方：黄芩汤、白头翁汤加味及补中益气汤等。

药物：黄芩三钱、生甘草三钱、白芍四钱、白头翁三钱、秦皮三钱、川柏二钱、黄连八分、木香二钱、槟榔三钱、苦参子十粒另吞。

经过：此病初诊由弟子陆以梧医师诊治，药后已见松。第二诊余以此方，服两剂而痛痢大减，后拟补中益气汤加减方而去，当已痊愈矣。

庾凤舞，男，三十八岁，住苏州市蠡墅镇。民国二十八年（1939 年）六月十八日进院，七月五日出院。

症状：冲逆咳嗽，唾涎沫，喘息不能平卧。喉间有痰声，胁下及胃脘左侧牵痛，连及腰背臀部。颜面萎黄，衰弱异常。据述，宿有此病，现在发作更甚，自以为痨病不起，颇呈忧虑。脉弦细，舌苔白腻。

诊断：支饮胁支痛（支气管喘息）。

治法：温肺化饮，止咳定喘。

处方：射干麻黄汤、小青龙汤，兼以当归四逆汤等。

经过：服射干麻黄汤后，喘息较减，而腰胁牵掣痛更甚，因以当归四逆汤三服而痛减。又以小青龙汤，前后共服药十八剂而愈。但此病于后遇劳恐复发，以限于经济，不获长期调理故也。

王金林，男，五十八岁，住苏州市大朗桥巷陈公馆。民国二十八年（1939年）七月二日进院，七月九日出院。

主诉：素来健康，从未患病，近半月来患腰脊背部酸痛，不能转动，两足膝关节麻木，夜间酸痛更甚，不得入眠。

症状：身体沉重，痞闷不思食，小便极少且不利，大便秘结不易下，至数不清楚，体温如常，无汗，疲倦嗜卧，默默但欲眠，舌苔白腻，脉极细而涩。

诊断：湿痹，肾着病（坐骨神经痛）。

治法：利湿通络，壮骨止痛。

处方：苓姜术甘汤加味。

药物：淡干姜一钱五分、茯苓四钱、茅术三钱、川桂枝二钱、防己三钱、薏苡仁一两、甘草三钱。

经过：服药三剂，腰脊背部酸痛及两足膝关节麻木酸痛大减，小便亦渐利，但仍不能食，不安寐。易方用平胃五苓散（胃苓汤）调治四五日，痊愈而出院。

汪弼孚，男，三十二岁，住苏州市长春巷。民国二十八年（1939年）七月三日进院，七月八日出院。

主诉：病经十余日，不食不寐，头痛如裂，遍体骨节酸痛，胸窝（上腹部）苦闷，欲吐不出，口渴，心中如焚，欲求水以自救。

症状：发热偶有凛寒，上午华氏101度（摄氏38.3度），下午华氏104.2度（摄氏40.1度）。大渴引饮，口腻唾涎沫，汗不出，热升则胸中闷痛，叫号欲绝，干呕，吐不出，腹部自觉甚热，大便不通，得通则较适，小便短赤。脉弦数实，舌苔厚白干糙。

诊断：阳明温疟夹痰食（疟疾并发胃肠炎）。

治法：抗疟化痰，消食和胃。

处方：大、小柴胡汤，白虎汤，调胃承气汤等。

药物：生柴胡三钱、枳实三钱、黄芩二钱、姜半夏三钱、生军四钱、知母三钱、生姜三钱、生石膏八钱、风化硝四钱。

经过：此方服一剂，大便泻下两三次，极稀薄，胸闷释，热亦退，是夜得安寐。第二日下午热又升，胸又闷，再服原方，只下二三次不畅，得汗出如浴，但仍不得寐。改投小柴胡合桂枝白虎汤加减，连服四剂，热始退尽，能食而得安寐。后以柴平汤调理四五日而愈。

橘泉按： 以上均为本院住院患者，自民国二十八年四月十七日起至九月三十日止，原共计一百三十二例，因限于篇幅，不获全部登载，兹特节录四十六例。因鉴于古来医案，往往选载其治愈，而自讳其不及，殊有失却真意之嫌。为力矫此弊起见，特将陶世昌之不治案，以及王润民之吐血、梁远芳之胃胀案等无法治愈而谢绝者尽先录出，以存其真，并求我道同志之教正。

【编者注】此文中体温度数的表达法均为华氏温度，为阅读方便，编者在括号内注以换算后的摄氏温度。